Dr. med. M.O. Bruker/Ilse Gutjahr

Krampfadern

Schnelle, erfolgreiche und dauerhafte Beseitigung

„Aus der Sprechstunde" Band 28

Dr. med. M. O. Bruker/Ilse Gutjahr

Krampfadern

Schnelle, erfolgreiche
und dauerhafte Beseitigung

emu-Verlag

ISBN 978-3-89189-074-5

8. Auflage, 2010

Umschlaggestaltung: Martin Gutjahr-Jung
Umschlagbild: Martin Gutjahr-Jung
Gesamtherstellung: Kösel, Krugzell

Inhaltsverzeichnis

Einleitung

„50–80% der Bundesbürger leiden an Venenbeschwerden“

„Jede zweite Frau und jeder vierte Mann hat Venenbeschwerden“

„Etwa 70% der Frauen und 50% der Männer ab dem 30. Lebensjahr leiden unter Krampfadern“

„Mit Krampfadern plagen sich 25 Millionen Deutsche herum“

„Venenerkrankungen gelten bereits als Volkskrankheit“

„Venenleiden bei Kindern steigen“

„Mit High-Tech gegen Krampfadern“

Dies sind nur einige von zahlreichen Meldungen, wie wir sie ständig in der Tagespresse und in medizinischen Fachzeitschriften lesen.

In der Tat, Millionen Menschen haben Krampfadern. Sie geben Unsummen für sinn- und erfolglose Therapien aus. Tausende Patienten unterziehen sich jährlich einer nicht ungefährlichen Operation, um die Krampfadern herausreißen zu lassen. „Strippen“ oder „ziehen“ nennt man es abgemildert, um den brutalen Ausdruck „herausreißen“ zu umgehen.

Seit der genialen Erfindung von Prof. Dr. Paul Linser (1871 – 1964) – Universität Tübingen, Krampfadern durch Injektion einer konzentrierten Kochsalzlösung zu beseitigen, ist die operative Entfernung der Krampfadern als Kunstfehler zu bezeichnen.

Immer wieder bitten Patienten um Anschriften von Ärzten, die in ihrer Gegend die Behandlung von Krampfadern „nach der Methode von Prof. Linser“ durchführen. Trotz meiner ständigen Hinweise auf diese souveräne Methode finden sich kaum Ärzte, die diese Therapie anwenden.

Bereits 1911 führte Linser erste Versuche zur Verödung von Krampfadern durch. Es ist nun schon ein halbes Jahrhundert her, dass er – und später sein Nachfolger Prof. Dr. Wilhelm Schneider – diese Therapie mit konzentrierter Kochsalzlösung an der Tübinger Universität lehrte. Ich persönlich hatte noch das große Glück, bei Prof. Linser direkt zu lernen. Die Frage ist daher berechtigt, weshalb außer mir und Kollegen im Gesundheitszentrum, Dr.-Max-Otto-Bruker-Straße 3, in Lahnstein sich kaum ein Arzt in Deutschland findet, der diese Verödungsmethode durchführt. Ein triftiger Grund lässt sich eigentlich nicht nennen, es sei denn der, dass eben diese Behandlungsart in der Ausbildung der Ärzte nicht mehr gelehrt wird.

Ich glaube, dass einer der wichtigsten Gründe darin liegt, dass diese Methode zu einfach ist und die Menschen (ich meine auch meine Kolleginnen und Kollegen) es sich nicht vorstellen können, dass man Krampfadern mit einer Methode, die nur zwei Minuten dauert, endgültig, komplikationslos und kosmetisch einwandfrei beseitigen kann. So kommt es, dass heute noch Krampfaderoperationen ausgeführt werden, von denen ich schon vor 70 Jahren lernte, dass sie ein Kunstfehler seien.

Der Berliner Chirurg Prof. August Bier, bei dem ich als Student keine Vorlesung versäumte, sagte einmal, dass der Arzt nicht berechtigt sei, Narben zu setzen, wenn man diese mit einer anderen mindestens gleich guten Behandlungsmethode verhindern könne, denn es sei damit ein Stigma gesetzt. Drastischer ausgedrückt: Eine Narbe ist immer eine Verstümmelung, der Mensch ist nicht mehr heil.

So hoffe ich, dass dieses Buch dazu beiträgt, einer humanen und erfolgreichen Behandlung wieder die gebührende Aufmerksamkeit entgegenzubringen.

Ein Chirurg teilte mir kürzlich mit, dass er für eine Krampfaderoperation kein Messer mehr in die Hand nehme, seitdem er durch mich mit der Verödungsmethode nach Prof. Linser vertraut gemacht worden sei.

Vielleicht übernehmen auch andere Kolleginnen und Kollegen diese Behandlungsmethode.

Dieses Buch soll Sie, liebe Leser, davor bewahren, sich auf nicht fachgerechte oder sogar gefährliche Therapien einzulassen. Je mehr Sie über sich und Ihren Organismus sowie verschiedene Behandlungsmöglichkeiten wissen, umso weniger wird es gelingen, Sie auf die falsche Bahn zu bringen.

Was wäre ein Buch von mir, ohne auf Krankheitsursachen einzugehen? Alle Krankheiten haben Ursachen. So finden Sie hier also nicht nur die souveräne Methode der Krampfaderbeseitigung beschrieben, sondern auch Empfehlungen für eine sinnvolle Prophylaxe, mit der Sie das Bestmögliche tun können, um weiteren Krampfadern vorzubeugen.

Lahnstein,
Februar 1999 Dr. med. M.O. Bruker

Was sind Krampfadern?

In allen medizinischen Lehrbüchern und der gesamten im Markt befindlichen Literatur werden Krampfadern (Varizen) als Venenleiden bezeichnet. Als Ursache werden „Erkrankungen der oberflächlichen und/oder tiefliegenden Venen“ genannt, „durch Venenwandschwäche, intravasale Druckerhöhung (lat. vas = Gefäß), Venenklappeninsuffizienz, defekte Venenklappen, Ausleiern der Venen, Bindegewebsschwäche, erweiterte Venen.“

Allen Erklärungen ist gemeinsam, dass es bei dem Versuch bleibt, dem „Geheimnis Krampfader“ auf die Spur zu kommen, denn die oben genannten Ursachen sind ja bereits Folgen und haben ihrerseits Ursachen.

Krampfadern sind Neubildungen. In der Regel handelt es sich dabei nicht, wie allgemein angenommen, um Venen, bei denen die Klappen nun aus irgendeinem Grund defekt oder nicht mehr vorhanden sind, sondern es sind überwiegend Neubildungen, die von vornherein keine Klappen haben. Das Fehlen von Klappen beruht nicht darauf,

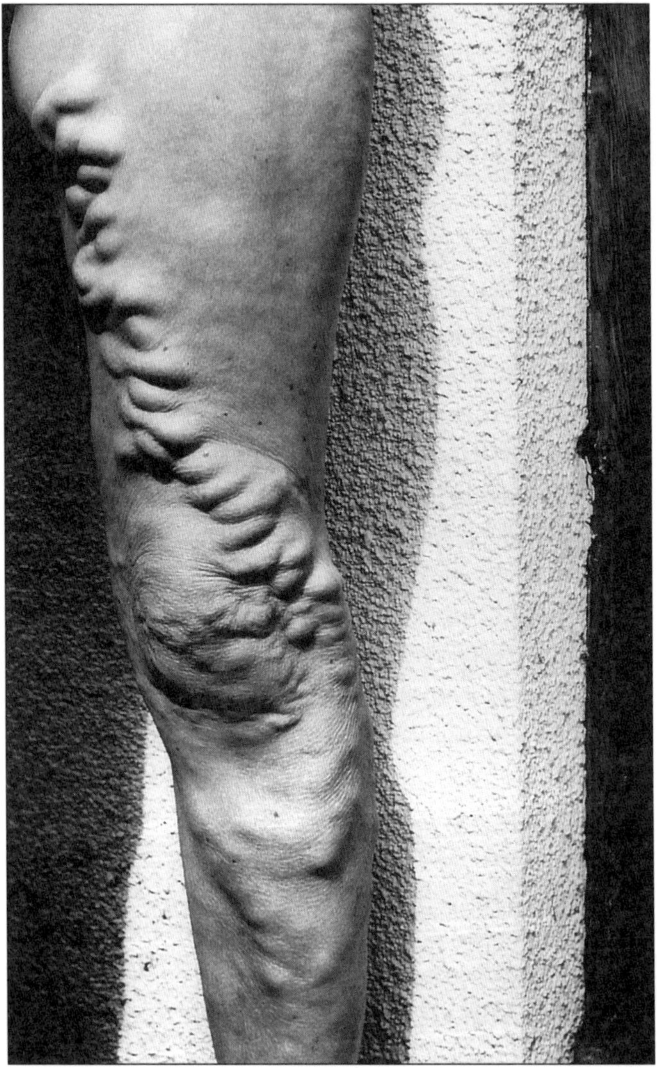

dass vorhandene Venenklappen sich zurückgebildet haben, sondern sie sind von Anfang an gar nicht vorhanden. Deshalb findet man oft an Stellen, an denen sich Krampfadern bilden, vorher keine Venen. Der Vergleich mit Tumoren ist erlaubt, die ja auch durch Vermehrung von Gewebe gekennzeichnet sind.

Die Theorie, dass Venenklappen mit zunehmendem Alter ihre Funktion einbüßen, trifft sicher so pauschal nicht zu. „Ledderhose hat schon früher die Klappentheorie bezweifelt, da man bei alten Leuten unter dieser Voraussetzung viel häufiger Intimaveränderungen (Intima = innerste Schicht der Gefäßwand der Arterien, Venen und Lymphgefäße) finden müsste". (Linser)

Sicher ist, dass Naturvölker, die unberührt von unserer Zivilisation leben, keine Krampfadern haben. In der freien Natur lebende Tiere kennen ebenfalls keine. Krampfadern sind ein typisches Merkmal unserer Zivilisation. Sie nehmen in genau so häufigem Maße zu wie andere ernährungsbedingte Zivilisationskrankheiten und Schäden durch Umweltbelastungen.

Die Menschen ernähren sich bereits über fünf Generationen zivilisatorisch, das heißt falsch, nämlich mit denaturierten, vitalstoffarmen Fabriknahrungsmitteln. Dadurch entstehen für den gesamten

Organismus gesundheitliche Nachteile (Krankheiten), natürlich auch für das Gefäßsystem (auch für die Venen) und das Bindegewebe. Immer wieder höre ich in der Beratung den Satz: „Die Krampfadern habe ich geerbt. Meine Mutter hatte auch schon welche.“ Natürlich spielt die „Erbmasse“, die „Anlage“, die Konstitution, die wir mitbekommen haben, eine Rolle. Aber auch die Erkrankungen der Vorfahren hatten Ursachen. Ob Krankheiten sich entwickeln können und letztendlich zum Ausbruch kommen, liegt an der ganz individuellen Lebensweise des Einzelnen.

Die englischen Forscher Cleave (1906 – 1983) und Campbell (n. bekannt) erklärten die vorherrschende Ansicht über die Entstehungsursache von Krampfadern für unhaltbar. Sie belegten an Hand von exakten Forschungsergebnissen, dass bei den Afrikanern, die unberührt von der Zivilisation in Stammesverbänden lebten, keine Krampfadern vorkamen. In diese Untersuchungen bezogen sie auch 250 000 im afrikanischen Natal lebende Inder ein und kamen zu demselben Ergebnis.

Krampfadern sind krumm und geschlängelt mit manchmal sackartigen, höckerigen, geschwulstartigen Vorwölbungen, die in Ausnahmefällen sogar Faustgröße erreichen können. Meistens schimmern sie blauschwarz durch die Haut hindurch. Sie machen keine Schmerzen, allenfalls klagen die Patienten über müde, schwere Beine. Daher laufen Millionen Menschen mit Krampfadern herum, ohne deshalb den Arzt aufzusuchen.

Beschwerden können in der Entstehungsphase der Krampfadern auftreten, dann schmerzt aber nicht die entstehende Neubildung, sondern es reagiert das sie umgebende Bindegewebe und die Muskeln auf diese Veränderung.

Zahlreiche Krampfader-Patienten haben Ekzeme an den Beinen und/oder sogar „offene" Beine, also ein chronisches Geschwür (Ulcus cruris varicosum). Doch davon später.

Etymologisch soll das Wort „Krampf" krumm, geschlängelt, knotig bedeuten. Krampus steht latinisiert jedoch für Krampf. Und so habe ich als Student noch gelernt, dass daher der Name „Krampfadern" stamme. Es gibt viele Krampfader-Patienten, die unter Krämpfen in den Beinen oder Füßen leiden. Aber nicht jeder Mensch, der Krämpfe in den Beinen hat, hat Krampfadern und umgekehrt.

Varizen treten vorwiegend an den Beinen auf, wobei oftmals nur *ein* Bein betroffen ist. Es gibt auch Lokalisationen von Varizen am Bauch (Unterbauch), an Hoden und im Bereich der Schamlippen, auch an der Speiseröhre, am Magen und Darm und in Ausnahmefällen an anderen Organen. Es gehören auch jene varikösen Veränderungen dazu, die man als Hämorrhoiden und als Varicocele bezeichnet.

In diesem Buch geht es vorwiegend um Krampfadern an den Beinen, weil sie am häufigsten vorkommen.

Jahrzehntelange Beobachtungen an Patienten zeigen, dass Krampfadern auch häufig nach Knochenbrüchen und anderen Verletzungen auftreten. Offensichtlich sind damit erhebliche Schädigungen des Venensystems eingetreten, die den Rückfluss des venösen Blutes behindern, so dass sich Neubildungen in Form von Krampfadern zeigen.

Menschen mit stehenden Berufen scheinen stärker von Krampfadern betroffen zu sein als Menschen, die viel umherlaufen. Im Stehen lastet das zum Herzen zurückfließende Blut im Strömungsgebiet der großen unteren Hohlvene auf den Venenwänden der unteren Extremitäten, während beim Umhergehen und Laufen die Muskeltätigkeit in den Beinen für eine gute Entleerung der Venen und gute Durchblutung sorgt. Es ist nicht so sehr der Herzschlag, der das Blut aus den unteren Extremitäten zum Herzen zurückführt, sondern das Spiel der Muskulatur. Dies ist eine Erklärung, die aber trotzdem über die Entstehung der Krampfadern nicht viel aussagt. Die mechanische Theorie hat keine allgemeine Gültigkeit, denn es gibt ebenso viele Men-

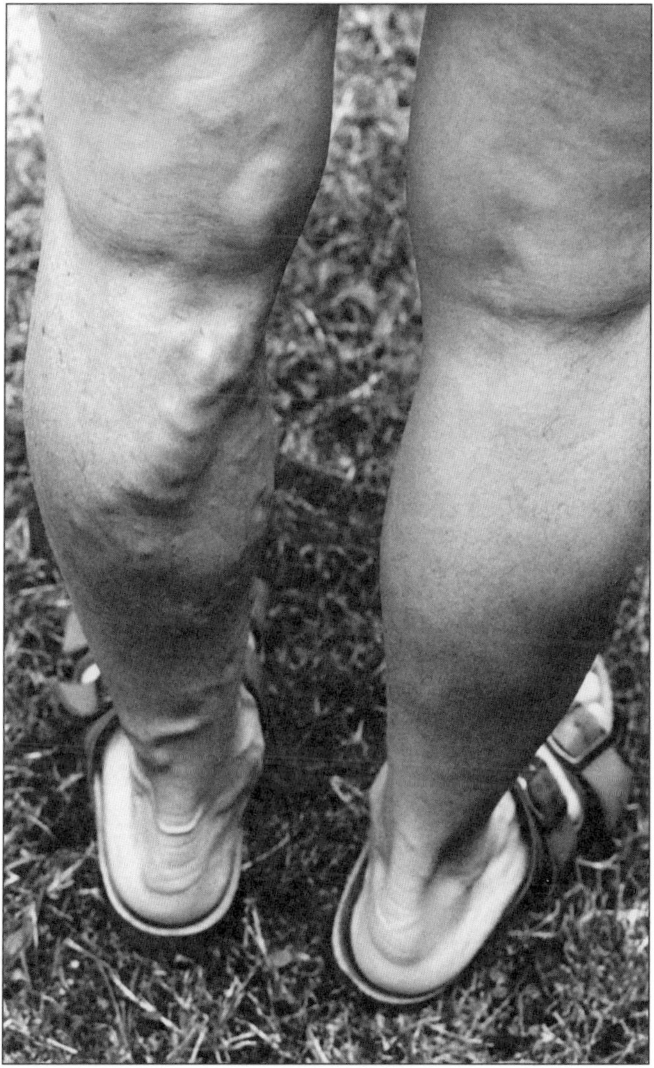

schen, die trotz stehender Tätigkeit nicht an Krampfadern leiden und wiederum andere, die aktive Sportler sind und trotzdem Krampfadern haben.

Prof. Linser führte an, dass bei „sorgfältiger Präparation eines varikösen Beines krankhaft veränderte Venenabschnitte und gleich daneben vollkommen gesunde und nicht erweiterte Venenpartien, die beide unter gleichen Druckverhältnissen standen" vorgefunden wurden. Ein Beweis, dass die mechanische Beeinflussung allein nicht ausreicht, da sonst alle Venenabschnitte hätten betroffen sein müssen, denn sie waren ja denselben Belastungen ausgesetzt.

Bei Schwangeren können sich Krampfadern auffallend rasch entwickeln. Durch den wachsenden Uterus und dem damit einhergehenden steigenden Blutbedarf ist etwa die zwanzig- bis fünfundzwanzigfache Blutmenge zu befördern. Wenn nun schon eine diesbezügliche negative Veranlagung besteht, und erhöhter Druck im Unterleib durch die mechanische Dehnung sowie zusätzliche Störungen des intermediären Stoffwechsels durch vorausgegangene Fehlernährung hinzukommen, sind Voraussetzungen für die Bildung von Krampfadern geschaffen.

Immer wieder fragen Frauen nach einer Behandlungsmöglichkeit von Besenreisern an den Beinen. Es handelt sich dabei um kleinste dicht unter der

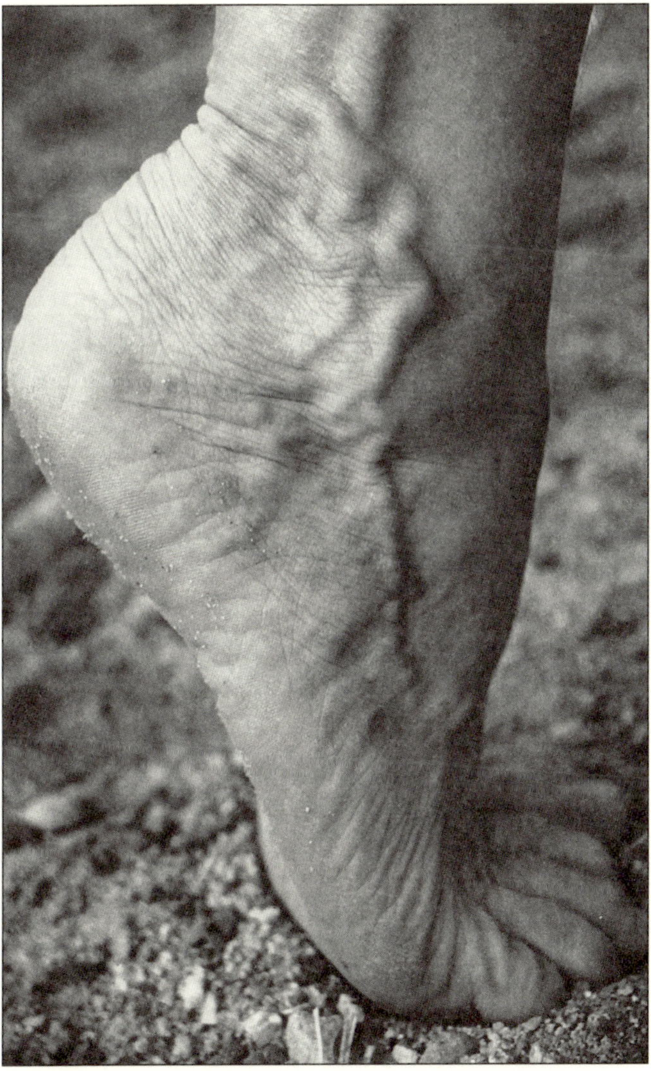

Foto: Bernd Nowack

Haut verlaufende erweiterte Gefäße, sogenannte Teleangiektasien, die keinen Krankheitswert, sondern lediglich kosmetische Bedeutung haben. Veröden lassen sie sich mit der Methode nach Prof. Linser nicht. Übliche Methoden zur Beseitigung von Besenreisern bringen meistens keine zufriedenstellenden Ergebnisse, so dass ich keine Empfehlung dafür aussprechen kann, gleichgültig, ob es sich um Verödungen mit chemischen Mitteln oder Beseitigung mit Laser handelt.

Viele Faktoren kommen für die Entstehung von Krampfadern in Frage. Neben den genannten Punkten spielen auch Alkohol, Nikotin und Schäden durch andere Drogen eine Rolle. Die vererbte Disposition ist jedoch primär zu sehen sowie die falsche zivilisatorische Ernährung. Allen ist gemeinsam, dass Fehler in der Lebensführung vorausgegangen sind, denn die Schöpfung hat für den Menschen diese kosmetisch unschönen und manchmal gesundheitsgefährdenden Gebilde Krampfadern mit Sicherheit nicht vorgesehen.

Die Bedeutung von Herz und Kreislauf

Je mehr Sie über sich und die Funktion Ihrer Organe wissen, umso weniger lassen Sie sich verunsichern. So ist es auch sinnvoll, dass Sie das Wichtigste über Herz und Kreislauf in einfacher Darstellung studieren, denn Krampfadern gehören zum Venensystem, und das ist wiederum ein Teil des Kreislaufs.

In Krampfadern steht bzw. fließt venöses Blut. Es ist berechtigt, von „stehendem Blut" zu sprechen, denn Krampfadern haben keine Klappen, so dass sie sich erst im Liegen gänzlich entleeren. Das in den Krampfadern befindliche Blut wird dem normalen Umlauf teilweise entzogen und fließt langsamer.

Wir nehmen die Errungenschaften der Medizin heute beinahe als etwas Selbstverständliches hin. Doch die Abläufe im menschlichen Organismus sind immer noch nicht bis ins kleinste Detail erforscht, so dass wir letztendlich nur staunen können, wie wunderbar der Schöpfer uns gemacht hat. Wissen wir dies überhaupt zu schätzen? Verhalten wir uns nicht vielmehr so, als gäbe es die Möglichkeit, eingetretene Schäden immer wieder zu reparieren?

Der berühmte Medizinhistoriker George Rosen führt aus: „Medizingeschichte umfasst die sozialen und wirtschaftlichen Geschehnisse ebenso wie die biologischen und stellt eines der Zentralthemen menschlicher Erfahrung dar."

Die heutigen Erkenntnisse und Praktiken der Medizin hat es ja nicht schon immer gegeben. Sie beruhen auf Entwicklungen, die – und das soll nicht verschwiegen werden – nicht nur von Erfolgen, sondern auch zahlreichen Fehlschlägen und Opfern gekennzeichnet sind. Sehen wir uns das 20. Jahrhundert kritisch an, so bemerken wir, dass bis in die heutige Zeit im medizinischen Bereich immer noch Irrlehren (Cholesterin-Lüge, Osteoporose-Rummel, Jod-Mangel-Mythen, die Fluor-Propaganda, Impfen – das Geschäft mit der Angst, das Hormon-Geschäft und anderes mehr) verbreitet werden, die aufgegeben werden müssten. Aber das Kapitel über die Gründe, warum sie aufrecht erhalten werden, wollen wir in diesem Band nicht erörtern. Es stecken, so viel will ich andeuten, massive wirtschaftliche Interessen dahinter, die ich bereits in anderen Bänden der Reihe „Aus der Sprechstunde" angesprochen habe.

Um die Bedeutung der Entdeckung des Kreislaufs zu erfassen, sei ein kurzer Rückblick in die Geschichte der Medizin erlaubt.

Über eineinhalb Jahrtausende hatte man Vermutungen über den roten Lebenssaft Blut angestellt. Man glaubte lange Jahrhunderte, die Arterien enthielten nur Luft. Man stellte sich vor, das Blut würde in der Leber erzeugt und in den Venen hin und her gehen. Die Ärzte Michael Serveto (1511–1553) und Matteo Realdo Colombo (1516–1559) entdeckten den „kleinen Kreislauf" (Lungenkreislauf). Der Arzt Andrea Cesalpino (1519–1603) befasste sich ebenfalls mit dem Umlauf des Blutes und entdeckte 1571 den „großen Kreislauf" (Körperkreislauf).

Der Entdecker des geschlossenen Blutkreislaufs war schließlich der englische Arzt William Harvey (1578–1657). 1628 veröffentlichte er seine Erkenntnisse in *Exercitatio Anatomica de Motu Cordis et Sanguinis in Animalibus* (Anatomische Untersuchung über die Bewegung des Herzens und des Blutes bei Tieren), einem der bedeutendsten Werke in Medizin und Biologie.

Prof. Dr. med. Rudolf Höber schreibt 1928 in seinem „Lehrbuch der Physiologie des Menschen": „Was dann schließlich Harvey 1628 in seinem Buch hinzufügte, war eine Reihe neuer und exakter Beobachtungen, die, in vollendeter Logik mit dem Vorhandenen zusammengestellt, die Existenz des Kreislaufs unwiderleglich und endgültig darlegten. Er stellte am freiliegenden Herzen die Synchronie der Ventrikelzusammenziehung mit dem Puls der Arterien fest, sah die Arterien spritzen, sah bei schwacher Umschnürung des Arms das Blut in den peripheren Teilen der Hautvenen sich stauen, bei starker Umschnürung dagegen den Puls der Arterien verschwinden, er bemerkte, dass die Blutmenge, welche das Herz bei einem einzelnen Schlag austreibt, multipliziert mit der Zahl der Pulse an einem Tag, eine Menge ergibt, welche das Gewicht des ganzen Körpers bei weitem übertrifft und folgerte daraus, dass offenbar ein und dasselbe Blut mehrmals am Tage das Herz passiere, dass es also durch den Körper zirkuliere."

Erst im Jahre 1661 sah der italienische Anatom Marcello Malpighi (1628 – 1694) mit dem inzwischen erfundenen Mikroskop die Kapillaren (dünnwandige, feinste Blutgefäße) als Verbindungsstücke zwischen den Arterien und Venen und legte damit den Schlussstein an das ganze Gebäude.

Das Herz ist etwa faustgroß (der Größe des Trägers entsprechend) und besteht im Wesentlichen aus Muskelzellen. Es ist ein sogenanntes Hohlorgan mit vier Binnenräumen, den zwei Vorhöfen und den zwei Kammern. Die Muskulatur der Herzwand wird von Herzkranzgefäßen versorgt. Wie ein Motor treibt es durch Zusammenziehen (Kontraktion =

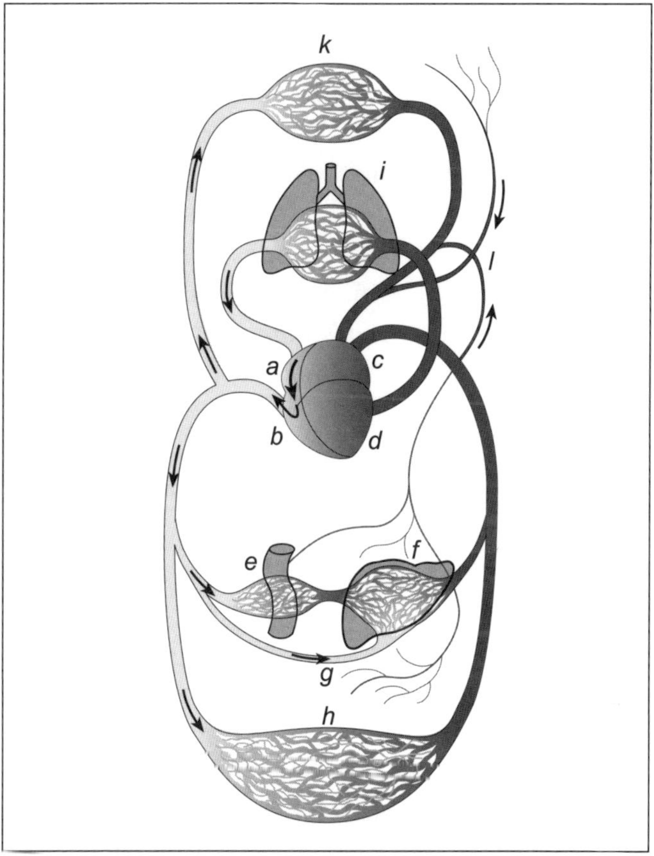

Schema des Blutkreislaufs nach Harvey

a: linker Vorhof; b: linker Ventrikel; c: rechter Vorhof; d: rechter Ventrikel; e: Verdauungskanal; f: Leber; g: A. hepatica; h: Kapillargebiet der unteren Körperhälfte; i: Lunge; k: Kapillargebiet der oberen Körperhälfte; l: Ductus thoracicus

Systole) das Blut in die Blutbahnen hinein, um den gesamten Organismus zu versorgen. Während der Systole erzeugt das Herz eine Druckwelle, die sich über die Aorta (griech. Schlauch, Schlagader) in die Arterien ausbreitet und als Puls gefühlt werden kann.

Die gezielte Fortbewegung des Blutes wird durch Klappen (Ventile) ermöglicht. Segelklappen zwischen den Vorhöfen und Kammern des Herzens verhindern, dass das Blut während der Kammerkontraktion (Systole) in die Vorhöfe zurückströmt. Taschenklappen am Übergang von der rechten Kammer in die Lungenarterie und von der linken Kammer in die Schlagader verhindern während der Diastole den Rückstrom des Blutes in die Herzkammern.

Wenn der Blutdruck gemessen wird, gibt der obere Wert den Druck an, der im Gefäß im Augenblick herrscht, in dem sich das Herz zusammenzieht; er wird der systolische Druck genannt. Das Herz wirft also in dem Moment durch Kontraktion das Blut aus. Der untere Wert zeigt den Druck im Augenblick der Herzerschlaffung, der Diastole. Er heißt diastolischer Druck. Der Abstand zwischen den beiden Werten wird als Amplitude bezeichnet.

Wichtiger als die absolute Höhe der beiden Werte ist ihr Verhältnis zueinander. Als grobe Regel kann gelten, dass bei erhöhtem Druck der diastolische Wert ungefähr die Hälfte des systolischen ausmacht. Dies ist ein Zeichen dafür, dass die Herzkraft ausreicht, um die erhöhte Gefäßspannung überwinden zu können, und dass die Kreislaufverhältnisse einigermaßen im Gleichgewicht sind. So ist ein Blutdruck von 200 / 100 ein günstigeres Zeichen als etwa ein Blutdruck von 180 / 120. Noch ungünstiger wäre ein Druck von 170 / 130 oder gar von 160 / 140. Dies wäre ein Zeichen nachlassender Herzkraft bzw. beginnenden Kreislaufversagens bei stark verengten und starren Gefäßen, wie sie zum Beispiel bei Nierenerkrankungen vorkommen.

Je geringer die Amplitude, d.h. der Unterschied zwischen dem oberen und unteren Druck ist, umso ungünstiger liegen die Kreislaufverhältnisse. So ist zum Beispiel bei hohem systolischen Druck kein Schlaganfall zu befürchten; sinkt aber der obere Druck, worüber in Unkenntnis der Verhältnisse viele erfreut sind, während der untere Druck hoch bleibt oder sogar steigt, besteht gegebenenfalls die Gefahr eines Schlaganfalls. Umgekehrt zeigt sich die Besserung der Kreislaufverhältnisse auch daran, dass der Abstand zwischen dem systolischen und diastolischen Druck größer wird, das heißt, dass sich die Amplitude vergrößert. Der Anstieg des oberen Drucks ist dann immer ein gutes Zeichen dafür, dass die Herzkraft steigt und die Kreislaufverhältnisse sich bessern.

Das Herz ist ein Meisterstück der Schöpfung. Es stellt sich auf jede Anforderung ein und vollbringt seine Leistung unermüdlich. Im Volksmund wird das Wort „Pumpe“ benutzt, und tatsächlich vollführt es durch immer wiederkehrendes Zusammenziehen und Erschlaffen wie eine Saug- und Druckpumpe seine Aufgaben. Das Herz arbeitet autonom, es erregt sich selbst, ohne Stimulierung durch das Nervensystem. Höber bezeichnet es als „rhythmisch-automatisches Organ“, dessen Erregungen am Sinusknoten produziert werden. Von dort aus erhält das übrige Herz seine Anregungen.

Arterien sind die Gefäße, die das Blut vom Herzen wegführen. Die Venen führen das Blut zum Herzen hin. Diese großen Adern kann man mit Schnellstraßen vergleichen, die das „Transportmittel Blut“ dem Organismus rasch zur Verfügung stellen. Dabei verzweigen sich die Schlagadern immer stärker, werden immer feiner, bis sie kleinste Haargefäße (Blutkapillaren) sind. An diesem wichtigsten Punkt des Kreislaufs, dem Endstromgebiet, findet der Stoffaustausch zwischen Blut und Gewebe statt, die Versorgung aller peripheren und zentralen Zellen mit Sauerstoff und Nährstoffen. Und nicht nur das – hier liegt auch der Wendepunkt des Kreislaufs, die

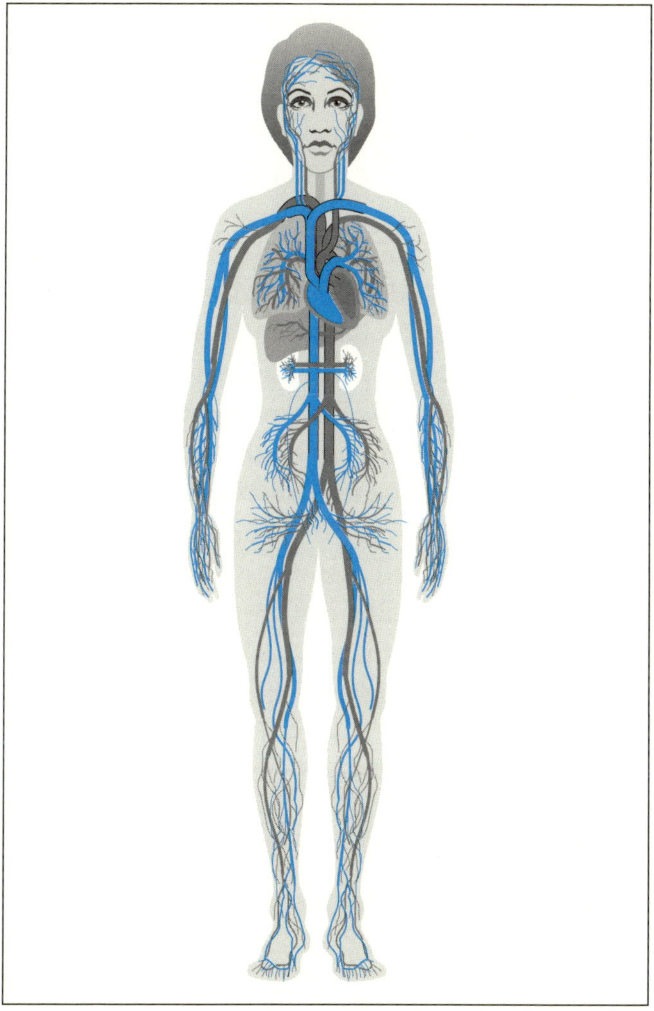

Skizze Kreislauf

Umkehr. Denn hier organisieren sich die Kapillaren und vereinigen sich zu immer größer werdenden Venen, die das verbrauchte Blut wieder zum Herzen zurücktransportieren. Taschenförmige Venenklappen verhindern, dass das Blut in die falsche Richtung fließt.

„Jeder Druck von außen auf eine Vene entleert diese herzwärts, da die Klappen die Strömung in der Gegenrichtung verhindern. Solch einen Druck übt fast jeder Skelettmuskel bei seiner Kontraktion aus, und daher unterstützen Körperbewegungen jeder Art, zumal systematische, rhythmisch ausgeführte Freiübungen, die Blutzirkulation. Auch das instinktive Dehnen und Recken des Körpers morgens und nach längerem Sitzen regt den Kreislauf an, da die Venen bei der Streckung des Körpers, der Beine und der Arme mehr Blut fassen als bei gebeugter Haltung. Speziell das Gehen wirkt anregend auf die Blutbewegung in den Venen." (Höber)

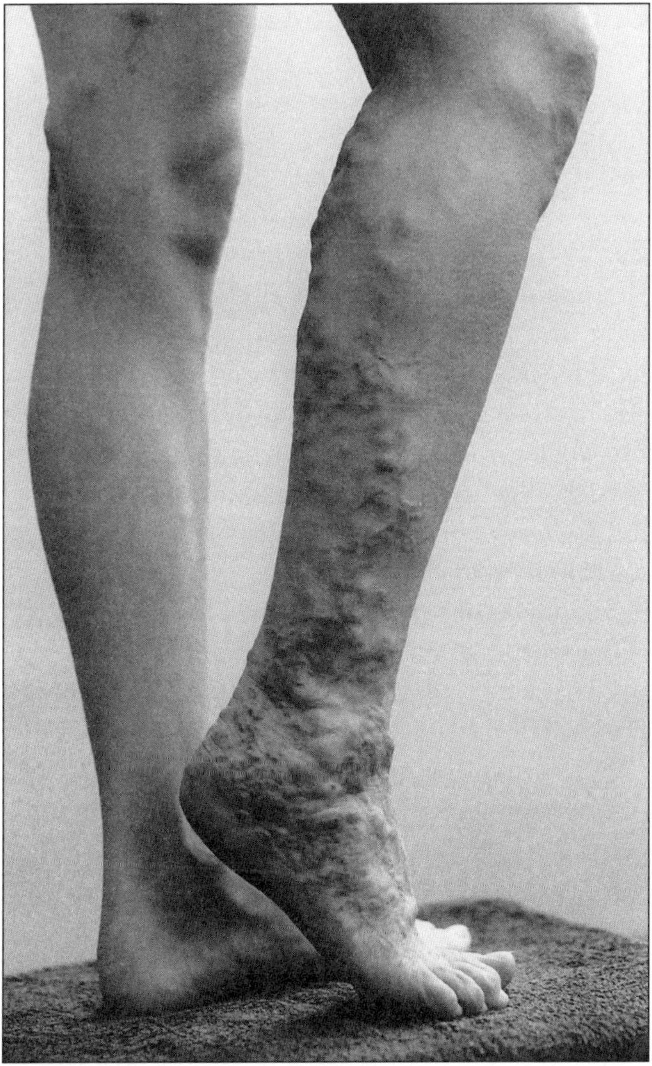

Untersuchungsmethoden

Zu den üblichen Untersuchungsverfahren bei Krampfadern gehören heute überwiegend Betrachtung und Ultraschalluntersuchungen (nach Doppler, Physiker, 1803 – 1853). Bei der *Doppler-Sonographie* werden Ultraschallwellen durch die Haut auf die Vene gerichtet. Das Blut strahlt diese Wellen zurück. Wie beim Messen des Blutdrucks kann man mit der Doppler-Sonographie die Strömung des Blutes in den Venen hören.

Die Weiterentwicklung ist die *Duplexsonographie*. Dabei hört man nicht nur die Strömung des Blutes, sondern kann sie auch grafisch darstellen (ähnlich der Aufzeichnung beim EKG). Bei farbkodierten Duplexsonographien können die Richtungen der Blutbewegungen in Bezug zum Schallkopf sichtbar gemacht werden. Arterien erscheinen rot und Venen blau.

Bei der *Lichtreflexionsrheographie* handelt es sich um die Registrierung von pulsatorischen Schwankungen des Durchflussvolumens im erfassten Gefäßgebiet mittels Infrarotstrahlen.

Die genannten Methoden bringen keine gesundheitlichen Nachteile für den Patienten, aber auch keine ausreichend schlüssige und zuverlässige Diagnostik.

Gerne wird Patienten zur *Phlebographie* (phleb.: griech. die Vene) geraten, besonders vor anstehenden Varizenoperationen, um die Ausdehnung der Krampfadern mittels Röntgenaufnahme darzustellen. Dem Patienten wird dazu ein jodhaltiges Kontrastmittel in die Vene gespritzt. Bei dieser Phlebographie kann es zu erheblichen Risiken kommen. Es gibt zahlreiche Patienten, die auf Jod empfindlich reagieren. Zu den harmloseren Krankheitsbildern zählt ein Hautausschlag oder eine Venenentzündung (Phlebitis). Weniger harmlos sind jodinduzierte Hyperthyreosen mit Unruhe, Schweißausbrüchen, Tachycardien und weiteren hyperthyreotischen Störungen. Die Nuklearmediziner Göbel et al. berichteten 1984 in der Deutschen Medizinischen Wochenschrift, dass in Deutschland pro Jahr etwa 1500 Personen an hyperthyreotischen Krisen sterben, davon die Hälfte durch erhöhte Jodzufuhr, wie dies bei Röntgenaufnahmen mit jodhaltigen Kontrastmitteln der Fall ist.

Es gibt noch weitere Untersuchungsmethoden, die nicht erwähnt werden sollen, weil sie unwesentlich und wenig hilfreich sind.

Um festzustellen, ob der Patient Krampfadern hat, ist die beste diagnostische Methode die Betrachtung (Inspektion) des Beins und das Tasten (Palpation). Dazu stellt sich der Patient hin, so dass das Blut sich in den Krampfadern sammeln kann. Durch Betrachten, Abtasten und Gespräch ist in wenigen Minuten und ohne technischen Aufwand geklärt, ob die Krampfadern zur Verödung geeignet sind oder ob sie noch keinen Krankheitswert haben. Es bedarf weder einer risikoreichen Injektionsmethode mit Kontrastmitteln noch anderer blutiger oder unblutiger, aber aufwendiger und kostenintensiver diagnostischer Verfahren.

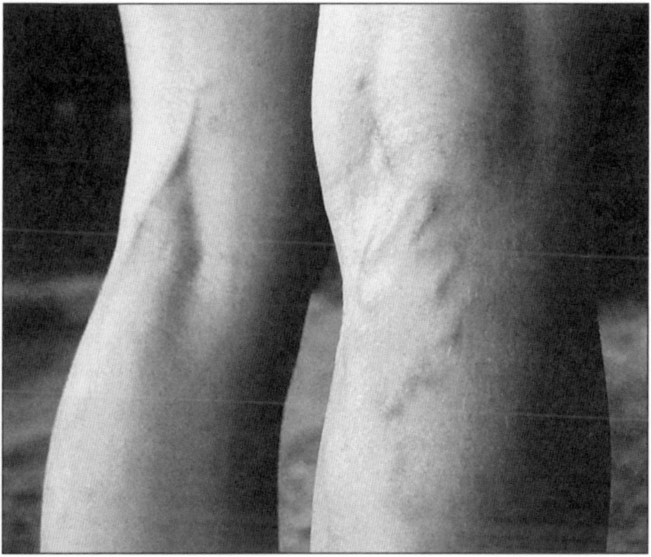

Foto: Bernd Nowack

Kosten ohne Ende

Die Kosten für sogenannte Venenleiden beliefen sich bereits 1990 in den alten Bundesländern auf über 2 Milliarden Mark jährlich. Die direkten Kosten dominierten mit 1,4 Milliarden Mark. Im Einzelnen waren dies 503 Millionen DM für stationäre Versorgung, 468 Millionen DM für ambulante Versorgung und 413 Millionen DM für Arzneimittelaufwendungen.

Kostenträchtige Folge sind die Arbeitsausfallkosten. So gingen 1990 der Volkswirtschaft ca. 12 800 Arbeitsjahre verloren – ein Produktionsausfall von 538 Millionen DM.

Salben, Gels, Cremes, Kompressionen, Bäder, Tabletten, Tropfen – es gibt unzählige sogenannte Venenmittel, die Hilfe versprechen. Tatsache ist, dass aus einer Krampfader bei noch so intensiver Anwendung niemals eine gesunde Vene wird. Diese Mittel wirken allenfalls symptomlindernd, sind aber keine Heilmittel. Auch Besenreiser können auf diese Weise nicht beseitigt werden. Vorhandene Beschwerden lassen sich aber mit Kneippschen

Maßnahmen (Wechselunterschenkelbad, ansteigendes Unterschenkelbad, Kneippsche Güsse, Wassertreten, Sauna) lindern oder mit homöopathischen Mitteln sehr gut beeinflussen.

In der Homöopathie wird ja nie ein Mittel nach einem Krankheitsnamen verordnet, sondern immer nach den spezifischen Beschwerden. Sind also Schmerzen und Schwellungen im Bereich der Krampfadern vorhanden, wirkt zum Beispiel Arnica hilfreich. Bei Schwellungen kommt eventuell Apis in Frage. Je nach Beschwerdebild und Modalität werden auch Aesculus, Hamamelis, Symphytum oder Lachesis eingesetzt. Hier ist der erfahrene homöopathische Arzt gefragt.

Ansonsten gilt der Ratschlag, nicht auf jedes Mittel hereinzufallen, das Besserung verspricht. In den meisten Fällen geht es nur den Herstellern und Händlern dieser Produkte besser – nämlich finanziell.

Die übliche Behandlung von Krampfadern

Das Spezialistentum in der Medizin ist um den Bereich der Phlebologie erweitert worden. Ärzte mit dieser Zusatzbezeichnung befassen sich speziell mit der Behandlung von Venenleiden. Bei Krampfadern raten nicht nur Phlebologen, Angiologen und Gefäßchirurgen, sondern auch immer häufiger Ärzte für Allgemeinmedizin zur Operation, zum Stripping, also Herausreißen. Sie gilt durchweg als beste Methode zur Behandlung von Krampfadern, was aber nicht der Fall ist.

Oft kommen Patienten in meine Sprechstunde, die bereits einen Operationstermin haben und zeigen mir Beine mit so kleinen Krampfadern, dass sie nicht einmal für eine Verödung nach Prof. Linser in Frage kommen. Die Patienten sind dankbar, wenn sie hören, dass Krampfadern dieser geringen Größe noch keinen Krankheitswert haben und eine Vergrößerung in Ruhe abgewartet werden kann. Oftmals tritt diese Veränderung aber gar nicht ein, wenn der Patient eine gesündere Lebensweise durchführt.

Zu den üblichen Therapien gehören die Kompressionsbehandlung und Verödung mit chemischen Mitteln.

Kompressionsbehandlung

Die Verordnung von Kompressionsstrümpfen steht in der üblichen Behandlung von Krampfadern und Beinleiden an erster Stelle. Dem Patienten wird in Aussicht gestellt, dass sich dadurch „die Klappen der Venen wieder schließen", dass „sich die Fließeigenschaft des Blutes verbessert", dass „Thrombosen verhindert werden", „dass sich Wasseransammlungen im Gewebe rascher abbauen" und das Bein schlank wird. In einer Abhandlung über Beinleiden ist zu lesen: „Die Kompressionsbehandlung ist eine der wichtigsten Säulen bei der Therapie von Krampfadern, aber auch bei Thrombosen und chronisch venöser Insuffizienz. Ohne Kompressionsbehandlung sind die meisten anderen Methoden wenig sinnvoll." Über 20 Seiten erläutert die Verfasserin dann die Anwendung von Kompressionswickeln, Stützstrümpfen und aufblasbaren Beinmanschetten. Über Empfehlungen und Verordnungen dieser erfolglosen Hilfsmittel werden besonders die Hersteller erfreut sein, hebt die Nachfrage doch den Umsatz.

Zu einem Unsinn besonderer Art gehört die Ödempumpe, die – ähnlich wie ein Stiefel – über das Bein gezogen wird. Die Pumpe massiert das hochgelegte Bein des Patienten und soll auf diese Weise Wasseransammlungen beseitigen.

Die Befürworter von Kompressionsbehandlungen gehen von rein mechanistischen Vorstellungen aus. Die Gefahr einer Thrombose hängt in Wirklichkeit von der Zusammensetzung des Blutes ab. Und die wiederum ist abhängig von der Ernährung. Die beste Verhütungsmöglichkeit ist also nicht die mechanische Kompression, sondern eine vitalstoffreiche Vollwertkost.

Ähnlich verhält es sich mit der Begründung, Kompressionen beseitigten Wasseransammlungen in den Beinen. Auch diese haben ja Ursachen. Durch Zusammenpressen des Gewebes wird allenfalls eine vorübergehende mechanische Entleerung bewirkt. Es muss aber eine exakte Diagnose erstellt werden, um zu klären, welche Ursachen den Wasseransammlungen wirklich zugrunde liegen. Es ist zu prüfen, ob eine Erkrankung des Herzens, der Nieren oder des Kreislaufs vorliegt. Mit der Verordnung von Stützstrümpfen oder anderen mechanischen Maßnahmen ist dem Patienten ursächlich nicht geholfen. Unter diesem Aspekt sind auch Diuretika zu beurteilen, die häufig „zum Entwässern" verordnet werden. Sie belasten den Organismus (Stoffwechsel, Herz, Kreislauf, besonders die Nieren) und sind nicht empfehlenswert, da es sinnvollere Therapien gibt, die nicht schaden.

Allen Leserinnen und Lesern, die sich mit Stützstrümpfen und Kompressionsverbänden herumplagen, sei an dieser Stelle geraten, sich davon zu befreien, denn sie nützen nicht, sie schützen nicht, sondern sie schaden. Das Überstreifen der Strümpfe und das Wickeln der Beine ist nicht nur lästig und zeitaufwendig, sondern dadurch wird weder die Entstehung von Krampfadern und/oder Thrombosen verhindert noch bessern sich die vorhandenen. Die Nachteile bestehen darin, dass das Gewebe des Beines inaktiviert wird. Die fest anliegenden Verbände bzw. Stützstrümpfe behindern bei einem kranken Bein die ohnehin eingeschränkten Zirkulationsverhältnisse des Blutes. Sie erschweren durch den ständigen konzentrischen Druck auf die Gewebe und die in der Tiefe liegenden Gefäße den Kreislauf. Dies gilt – ohne Einschränkung – auch für das üblich gewordene Anlegen von Kompressionsstrümpfen vor Operationen, um damit angeblich Thrombosen vorzubeugen.

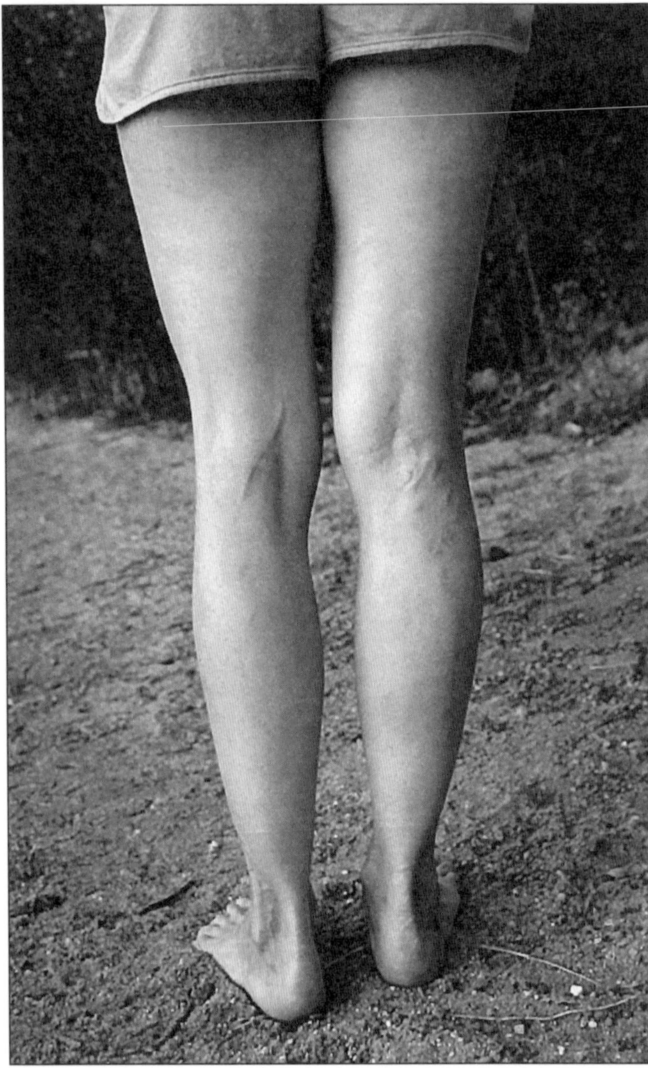

Foto: Bernd Nowack

Übliche Verödungsmethoden

Bei den üblichen Verödungsmethoden werden chemische Mittel in die Krampfadern injiziert Die zur Zeit gebräuchlichen Mittel sind Aethoxysklerol und Varigloban. Beide haben zum Teil erhebliche Nebenwirkungen und unterliegen Anwendungsbeschränkungen (Nebenwirkungen bei *Aethoxysklerol*: Hyperpigmentierung, Kollaps, Atembeschwerden, Druckgefühl, Schwindelgefühl, Übelkeit, Sehstörungen, selten allergische Hautreaktionen, asthmaähnliche Reaktionen; bei *Varigloban*: Hyperthyreose, Struma, Oedem, Fieber, Akne, Speicheldrüsenschwellungen). Die Behandlung erfolgt ambulant. Für die Verödung einer Krampfader sind meistens mehrere Sitzungen notwendig, da nur kleine Mengen injiziert werden dürfen. Nach der Behandlung wird das Tragen von Kompressionsstrümpfen für mehrere Wochen empfohlen. Das Ergebnis ist selten zufriedenstellend. Für ausgeprägte Krampfadern ist diese Methode nicht geeignet.

Trinken

Immer wieder wird allgemein der falsche Rat gegeben, viel zu trinken. Patienten mit Krampfadern wird dies besonders mit der Begründung empfohlen, „damit das Blut dünnflüssig bleibt". Hier liegen völlig falsche Vorstellungen zugrunde. Um das Blut zu „verdünnen", müsste man die Flüssigkeit ja direkt in die Vene spritzen. Durch Trinken lässt sich das Blut nicht verdünnen. Die Menge Flüssigkeit, die über den Durst hinaus getrunken wird, scheidet der Organismus wieder aus.

Das einzige und ausschlaggebende Regulativ für das Trinken ist der Durst. Wir sollten essen, wenn wir Hunger haben und trinken, wenn sich Durst bemerkbar macht. Analog zum Ratschlag, das Blut durch viel Trinken zu „verdünnen", müsste ja bei „zu dünnem" Blut der Rat gegeben werden, wenig zu trinken und viel zu essen.

Die Viskosität des Blutes ist abhängig vom Blutkörperchenvolumen, d. h. im Wesentlichen von der Blutkörperchenzahl und von der Eiweißkonzentration des Blutserums. Dies wiederum hängt nicht mit der Trinkmenge zusammen.

Da die Empfehlung der Getränkeindustrie, viel zu trinken, von der Bevölkerung übernommen wurde und leider auch von vielen Ärzten, muss noch einmal ganz entschieden darauf hingewiesen werden, dass dieser Ratschlag falsch ist und ohne Erfolg. Jedes unnötige Trinken belastet Herz, Kreislauf und Nieren. Die Flüssigkeit durchläuft die Nieren ja nicht wie bei einem Sieb, sondern jeder Tropfen muss von ihnen aktiv erarbeitet werden. So ist auch der Rat falsch, die Nieren „gut durchzuspülen", um die Bildung von Nierensteinen zu verhüten. Nierensteine entstehen durch mangelhaft zusammengesetzte Nahrung, sie können aber auch durch zu vieles Trinken begünstigt werden, denn dadurch werden wichtige Schutzkolloide ausgeschieden, die die Steinbildung verhindern.

In meiner Schrift „Wieviel und was soll man täglich trinken?" weise ich seit Jahrzehnten auf diese Zusammenhänge hin. Selbstverständlich verhindert das viele Trinken nicht die Entstehung von Krampfadern.

Heparin, Marcumar

Patienten mit Krampfadern wird gerne der Rat gegeben, Heparin zu spritzen, um das „Zusammenklumpen" des Blutes zu verhindern und somit Thrombosen und Embolien vorzubeugen. In einer Broschüre heißt es: „Diese Spritztechnik ist völlig ungefährlich

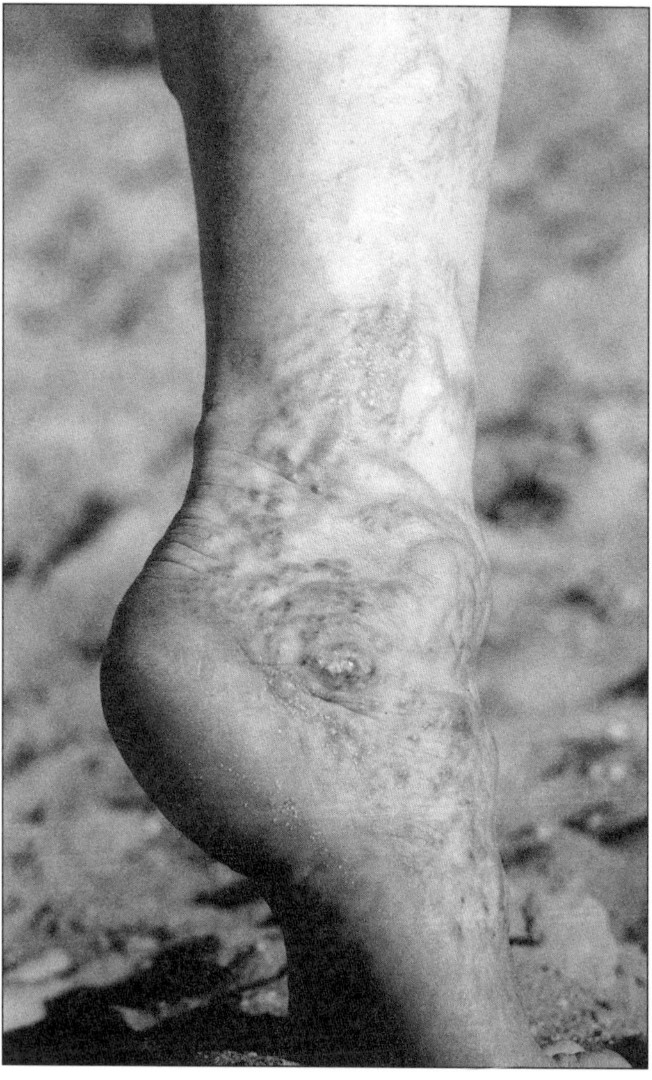

Foto: Bernd Nowack

und einfach. Wenn Sie sich die Anwendung einmal vom Arzt oder von der Ärztin haben zeigen lassen, können Sie zukünftig problemlos selbst spritzen (...) Eine Spritze wirkt bis zu 24 Stunden."

Heparin ist ein gerinnungshemmender Stoff. Er gehört in ärztliche Hand. Der Patient sollte auf keinen Fall eine Selbstbehandlung durchführen. Gegenanzeigen, Nebenwirkungen und Wechselwirkungen sind erheblich. Als Nebenwirkungen können auftreten: Haarausfall, Hautnekrosen, Gewebsreaktionen an der Injektionsstelle, Gliederschmerzen, Übelkeit, Erbrechen, Blutdruckabfall, anaphylaktischer Schock, Thrombozytopenie, Blutungen aus Haut, Schleimhäuten, Wunden, Gastro- und Urogenitaltrakt.

Es ist also nicht angebracht, Patienten zu ermuntern, sich auf eine Eigenbehandlung mit gerinnungshemmenden Stoffen einzulassen. Ähnliches gilt für Marcumar. Auch dort werden ausführlich Wechselwirkungen, Gegenanzeigen, Anwendungsbeschränkungen sowie Blutungsneigungen angegeben (häufig Mikrohämaturie, Zahnfleischbluten, gelegentlich Nasenbluten, Hämatome nach Verletzungen, Blutungen aus dem Magen-Darm-Trakt, selten im Bereich von Rückenmark, Gehirn, Nebenniere, Herzbeutel, Pleurahöhle, Einblutung in die Darmwand).

Marcumar enthält Cumarin, ein bekanntes Mittel zur Vernichtung von Ratten und Mäusen. Diese Tiere sterben an inneren Blutungen, weil die Blutgerinnung verhütet wird.

Eine kurzfristige kontrollierte Verordnung bei thrombosegefährdeten Patienten ist in Einzelfällen erlaubt, eine Langzeiteinnahme über Jahre jedoch unverantwortlich.

Die Therapie mit Antikoagulantien (Heparin, Marcumar) greift in die natürliche, physiologische Gerinnungskaskade ein, die aus mindestens 15 Einzelfaktoren besteht.

Hormone

Frauen haben häufiger Krampfadern als Männer. Dies mag mit hormonellen Einflüssen zusammenhängen, kann aber ursächlich nicht in Frage kommen, denn Schwangerschaften sind zum Beispiel keine Krankheit. Dass Frauen während der Schwangerschaft zu Krampfaderbildung neigen, ist kein Beweis. Auch hier müssen „Erbmasse“, „Anlage“ und Fehler in der Lebensführung wieder zur Beurteilung herangezogen werden.

Im Zusammenhang mit Krampfadern soll die Einnahme der Anti-Baby-Pille und die Verabreichung von Hormonen in den sogenannten Wechseljahren erwähnt werden. Obwohl „neueste Studien" immer wieder beweisen sollen, dass die Einnahme gefahrlos sei (Wer ist der Auftraggeber der Studien? Wer hat Interesse daran, die Gefahren zu bagatellisieren?), steht fest, dass Frauen, die die Pille über längere Zeit genommen haben, anfälliger sind für Depressionen, Embolien, Thrombosen und Krebs. Zahlreiche Frauen können nach längerer Pilleneinnahme nicht mehr schwanger werden, denn die Funktion der Eierstöcke kommt durch die künstliche Hormonzufuhr zum Erliegen. Dies sei nur erwähnt, um zu zeigen, wie tiefgreifend die Störungen durch Einnahme von Hormonen sein können.

Anfang der siebziger Jahre, zehn Jahre nach Freigabe der ersten Pille, belegten Studien, dass Raucherinnen bei regelmäßiger Pilleneinnahme ein erhöhtes Herz-Kreislauf-Risiko aufwiesen sowie häufiger Thrombosen bekamen. Frauen sind also besonders angehalten, sich nicht aus zweiter Hand zu informieren. Sie sollten grundsätzlich den Beipackzettel lesen. Bei der Einnahme von Hormonen werden mögliche Nebenwirkungen beschrieben, dazu gehören das Thromboserisiko, bösartige Erkrankungen der Brust und Geschlechtsorgane, Lebertumoren, erhöhter Blutdruck, Blutungen, Amenorrhoe (ausbleibende Periode), Nervosität, Depressionen, Akne, Gewichtszunahme, Schilddrüsenstörungen, Schwindelgefühl, Kopfschmerzen, Migräne, Übelkeit, Erbrechen, Endometriose u. a. m.

Auch nach der Einnahme von Mikropillen (Femovan in der BRD, Gynera in der Schweiz), die als Pillen mit dem geringsten Risiko angesehen wurden, traten Thrombo-Embolien mit tödlichem Ausgang auf. Verdächtigt wurde das Gestagen Gestoden. Das (inzwischen aufgelöste) Bundesgesundheitsamt sah sich veranlasst, auf das Risiko von Venenthrombosen unter der Mikropille hinzuweisen. Die „Rote Liste 1996“ zeigt bei Femovan als Warnhinweis an: „begünstigende Faktoren für thromboembol. Krankheiten (Rauchen, Hypertonie, Störungen der Blutgerinnung und des Fettstoffwechsels, erhebliches Übergewicht, Varizen, vorausgegangene Phlebitiden und Thrombosen)“.

Die Krampfaderoperation

Die Venen der unteren Gliedmaßen lassen sich in *oberflächliche* und *tiefe* Venen einteilen. Die *oberflächlichen* Venen der unteren Gliedmaßen gehen aus subkutanen Netzen hervor und bilden zwei Hauptstämme, die Vena saphena *parva* und *magna*. Die Vena saphena parva (kleine Rosenvene) entwickelt sich am Kleinzehenrand des Fußes aus den randständigen Venen der Zehe und weiteren Venenzuflüssen. Sie steigt hinter dem Wadenbeinknöchel am Rande der Achillessehne auf, über die hintere Fläche des Unterschenkels, bis zur Kniekehle. Dort mündet sie in die Kniekehlenvene (Vena poplitea).

Die Vena saphena magna (große Rosenvene) beginnt am Großzehenrand des Fußrückens in ähnlicher Weise wie die vorgenannte Vene und geht vor dem Schienbeinknöchel zum Unterschenkel. Hier steigt sie am medialen Rand des Schienbeins auf bis zum Oberschenkel, nachdem sie weitere Venenzuflüsse aufgenommen hat. Etwa drei Zentimeter unterhalb des Leistenbandes mündet sie in die Schenkelvene (Vena femoralis).

Das Wort saphena stammt aus dem Arabischen. Es bedeutet „verborgen". „Im Gegensatz zu den durch Stauung leicht sichtbar zu machenden Venen des Armes liegt die Hauptvene des Oberschenkels tief im subkutanen Fettgewebe verborgen und ist für die Venae sectio schwer zu erreichen". (Sieglbauer)

Unter primärer Varikose wird in der Schulmedizin eine idiopathische Varikose verstanden – Ursache unbekannt. Man meint, sie entstehe auf Grund einer angeborenen, konstitutionell bedingten Bindegewebsschwäche. Sekundäre Varikose wird als Folge anderer Venenerkrankungen erklärt (meist Phlebothrombose), die zu einer lokalen Insuffizienz von Venenklappen führt.

Die nicht ungefährliche Operation von Krampfadern wird in der Regel in Vollnarkose gemacht. Bei ausgeprägter Stammvarikose im Verlauf der großen und kleinen Saphena wird die ganze Ader entfernt sowie weitere Varizen, die mit der großen oder kleinen Saphena in Verbindung stehen.

Die Vena saphena magna wird in der Leiste und vor dem Innenknöchel nach distaler und proximaler Ligatur durchtrennt (distal = weiter vom Rumpf entfernt; proximal = rumpfwärts gelegen; Ligatur = Unterbindung). Dann wird der Venenstripper (meistens die Babcocksonde, benannt nach dem Chirurgen William Babcock, 1872 – 1963) vom Knöchel bis zur Leiste (oder umgekehrt) in die offene Krampfader geschoben. Auf die Spitze des durchgeschobenen Strippers wird ein Kopf geschraubt, der die Funktion eines Schabers oder Widerhakens hat. Am anderen Ende hat der Venenstripper einen Handgriff, an dem mit einem kräftigen Ruck die aufgefädelte Krampfader herausgerissen wird. Wenn alles gut geht, sind für diesen Eingriff zwei Schnitte erforderlich. Weitere Seitenäste der Hauptkrampfadern müssen gesondert durch zusätzliche Schnitte entfernt werden.

Für die Miniphlebektomie bei Seitenastvarizen bzw. kleinen Krampfadern sind zahlreiche kleine Schnitte notwendig. Mit speziellen Haken, ähnlich einer Häkelnadel, werden die varikösen Adern herausgezogen. Es ist nicht selten, dass sich in unserer Sprechstunde in Lahnstein Patienten vorstellen, die aus vorausgegangenen Krampfaderoperationen nicht nur ein Dutzend Narben vorzeigen können, sondern sie klagen auch über postoperative Beschwerden und neue Krampfadern.

Nach aktueller Aussage von Chirurgen besteht das Problem bei der Operation darin, dass man Venen verwechseln kann (in diesem Fall die Vena saphena magna mit der tiefen Oberschenkelvene im Bereich der Leistenbeuge, also an der Mündungsstelle, dort, wo die Unterbindung stattfindet). Wird

Abbildung über Operationstechnik

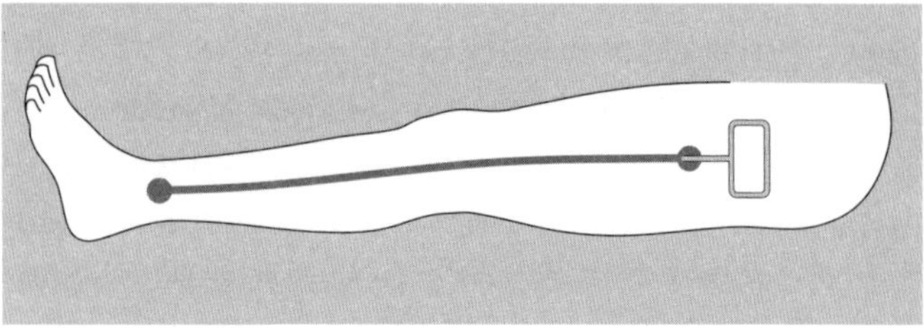

Die Babcocksonde wird von oben nach unten (oder umgekehrt) in die geöffnete Krampfader geschoben.

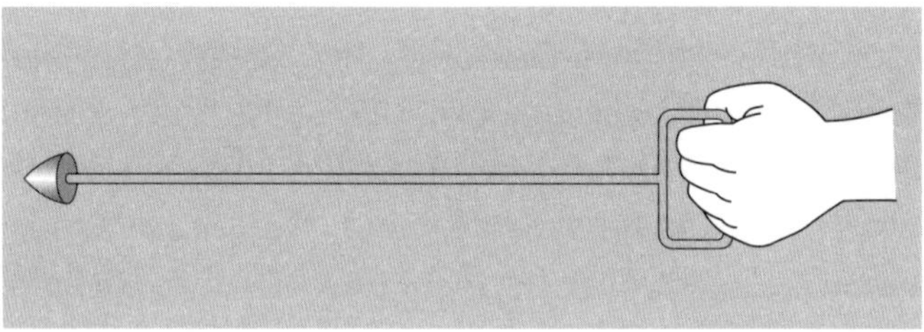

Mit einem kräftigem Ruck wird die aufgefädelte Krampfader herausgerissen.

die Hauptvene irrtümlich unterbunden, ist das Bein verloren. Zum anderen kann es auch passieren, dass die Sonde nicht richtig geführt und die „falsche" Ader erfasst wird, so dass dadurch Schäden gesetzt werden.

Die Operation ist – je nach Größe der zu entfernenden Krampfader – ein massiver blutiger und risikoreicher Eingriff. Die Gefahr der Thrombose und der Embolie ist trotz verabreichter sogenannter Blutverdünnungsmittel nicht auszuschließen. Nicht selten werden auch gesunde Gefäßabschnitte mit entfernt, insbesondere Abzweigstellen, so dass für eine bis dahin gesunde Gefäßpartie der Abfluss verlegt wird. Auf diese Weise erklärt sich, dass sich bald nach der Operation Oedeme und neue Krampfadern bilden. Im Gegensatz zur Injektionstherapie (nach Linser) kann mit Operationen ein großer Schaden gesetzt werden. Todesfälle sind dabei nicht ausgeschlossen (Embolie, Blutung). Die Operation ist daher nicht zu empfehlen.

Der Patient muss sich wochenlang mit Haematomen (Blutergüssen) plagen, behält eventuell zahlreiche Narben zurück und, wenn er Pech hat, Taubheitsgefühl in den betreffenden Bereichen, weil dort Nerven verletzt wurden. Außerdem liegt er meistens 8–10 Tage im Krankenhaus.

„Es kommt hinzu, dass man naturgemäß durch dieses operative Vorgehen dem Erkrankten seine Veranlagung für die Bildung neuer Varicen nicht zu nehmen vermag. Man sieht selbstverständlich auch nach den umfangreichsten chirurgischen Eingriffen in einem hohen Prozentsatz Rezidive. In solchen Fällen müsste man sich also zu weiteren Eingriffen mit dem Messer entschließen, die aber unter Umständen nie ein Ende nähmen. Viel bedeutsamer sind jedoch die zu befürchtenden Komplikationen, vor allem die Thrombose mit anschließender Lungenembolie. Nach den statistischen Erhebungen, namentlich der Amerikaner, wie aber auch von verschiedenen deutschen chirurgischen Kliniken (Köln, Breslau, Tübingen u.a.) wurden die Todesfälle nach solchen Eingriffen in vollen Prozenten angegeben, d.h. sie lagen um 1% oder darüber. Die Gefahren der Operation zeigen vor allem die von McPheeters und Anderson im Rahmen einer Rundfrage in den Vereinigten Staaten, Kanada und Kuba erhobenen Zahlen: nach 6771 Operationen werden 0,94% Todesfälle angegeben, nach 53000 Injektionen jedoch nur 4 Fälle von tödlicher Lungenembolie (0,075%), die aber nicht zu Lasten der Methode gehen, da sie zum Teil durch ungeeignete Verödungsmittel (Koagulationsthromben nach Eisenchlorid) oder durch fehlerhafte Technik zustande kamen. In dem Linserschen Krankengut war unter 73000 Verödungen nur 1 tödliche Lungenembolie aufgetreten." (Schneider).

Die Autopsie ergab, dass sich nach einer Infektion (Erysipel) ein sekundärer Thrombus im Oberschenkel gebildet hatte, der nicht auf die Verödung am Unterschenkel zurückzuführen war. Linser legte

Wert auf exakte Klärung durch Obduktion, um die Verödungsmethode bei den kritischen Kollegen nicht in Misskredit zu bringen.

Es ist unverständlich, dass eine mittelalterliche Methode wie das Herausreißen der Varizen in einer Zeit durchgeführt wird, in der es einfachere, bessere und risikofreiere Methoden der Krampfaderbeseitigung gibt.

Die Verödungsmethode nach Prof. Linser

Prof. Linser beobachtete, dass Sublimat- bzw. kombinierte Salvarsan-Sublimat-Injektionen bei der Lues-Therapie relativ häufige Thrombosen der Cubitalvene verursachten. Dies brachte ihn darauf, das Mittel in die Krampfadern zu spritzen. Es stellte sich aber heraus, dass diese ebenfalls thrombosierten. Dabei beobachtete Linser, „dass die thrombosierten Venen sich in derbe Bindegewebsstränge umformten, also verödeten. Es trat ein ganz ungeahnter und auch ursprünglich nicht gewollter Nebenerfolg auf. Die Kranken verloren bei der so gehandhabten Lues-Therapie gleichzeitig ihre Varicen. Bereits im Jahre 1911 führte Paul Linser seine ersten Versuche zur Verödung von Krampfadern mit Hilfe einer 1%igen Sublimatlösung durch und veröffentlichte seine Erfolge und Erfahrungen erstmals 1916 in der Dissertation Zirn.“ (Schneider)

Wegen möglicher, wenn auch selten vorkommender Schäden, die durch Sublimatlösung auftreten können, arbeitete man in der Linserschen Klinik Jahre daran, ein bei richtiger Anwendung völlig unschädliches Verödungsmittel zu schaffen. Der

Mitarbeiter Paul Linsers, Karl Linser, empfahl die Kochsalzlösung und außerdem verdünnten Alkohol. Aber auch von der Alkoholinjektion kam Linser bald wieder ab, weil sie nachteilig war. Letztendlich ging er zur Injektion mit gesättigter Kochsalzlösung über. Das Kochsalz erfüllte endlich die Bedingungen, die man an ein gutes Verödungsmittel stellen sollte.

Linser: „Es ist ein vollkommen indifferentes Mittel und bedingt lediglich eine Hämolyse, hingegen keine Koagulation; irgendwelche Schädigungen der Organe sind daher in keiner Weise zu befürchten. Nebenerscheinungen an Ort und Stelle sind bei richtiger Technik und Indikationsstellung nicht vorhanden; allenfalls beobachtet man in einem geringen Prozentsatz Periphlebitiden."

Das Ziel der Verödungsmethode mit 27%iger heißgesättigter steriler Kochsalzlösung besteht darin, die Krampfadern durch Endothelschädigung (Endothel = Auskleidung der Gefäße) dauerhaft und risikolos auszuschalten. Dies ist die souveräne Methode zur Beseitigung der Krampfadern.

Die wunderbare Wirkung dieses Injektionsmittels beruht darauf, dass die Gefäßwände der Krampfadern durch die starke Konzentration der Kochsalzlösung miteinander „verkleben". Diese Gewebsveränderung wächst regelrecht in die Gefäßwand hinein, ist sofort innigst mit ihr verbunden und nicht ablösbar. „Zuerst kommt es zu einer mehr oder weniger starken Nekrose der Venenintima bis in die Media hinein. Darauf lagert sich der Thrombus auf und nistet sich in den Lücken der nekrotisierten Gefäßwand ein. Die äußeren Gefäßwände geraten in Entzündung, und deren Produkte vereinigen sich auch noch zum Teil mit dem Thrombus und verankern diesen umso mehr mit der Venenwand. Dadurch wird auch der späteren Organisation besten Vorschub geleistet". (Wolff/Linser) Gewebsveränderung und Gefäßwand sind also miteinander regelrecht verfilzt und absolut unlösbar verwachsen.

Das ist der grundlegende Unterschied zum gefährlichen Gerinnungsthrombus wie er bei der Thrombose eines Kranken auftritt. Gerinnungsthromben sitzen der Venenwand pilzförmig auf und können durch die Strömung des Blutes wegen ihres schmalen Ansatzes leicht abreißen, so dass es unter Umständen zu einer tödlichen Embolie kommen kann.

Dies ist bei der Verödungsmethode nach Linser absolut ausgeschlossen.

Schneider: „Immer wieder wurde von diesem Schreckgespenst (der Emboliegefahr) auf Kongressen und in Ärzte- und Laienkreisen gesprochen. Wie ein Damoklesschwert sollte die Embolie den zu

Behandelnden bedrohen. Gerade die Chirurgen haben nach Auffassung von P. Linser zur Verbreitung dieser Lehre nicht wenig beigetragen. Auch mancher Hochschullehrer hat in seinen Vorlesungen das Verfahren von P. Linser als leichtsinnig und verwerflich bezeichnet, und doch hat dieser nur allzuoft später in Erfahrung bringen können, dass aus einem Saulus ein Paulus geworden war." „C. Baur wies noch jüngst darauf hin, dass es eine Emboliegefahr gar nicht gibt, weil der ganze Prozess der Krampfaderverödung sich nicht im Venenlumen, sondern nur in der Venenwandung abspielt. Mit einem gewissen Recht übt er Kritik daran, dass man seinerzeit die Krampfaderverödung überhaupt mit dem Begriff der Thrombose in Beziehung gebracht hat. Es handele sich recht eigentlich gar nicht um einen thrombotischen Vorgang im Venenlumen. In einigen Fällen, wo die Kranken mit der langsam vor sich gehenden Verödung nicht genügend warten zu können glaubten, ließen sie sich, um schnell ihr Krampfaderleiden los zu werden, die bereits injizierten Krampfadern chirurgisch entfernen. Der Operateur war erstaunt, dass sich auch die feinste Sonde nur mühsam in das Venenlumen bringen ließ. Die bereits in der Verödung begriffenen Krampfaderwandungen hatten sich so stark verdickt, dass das Lumen fast obliteriert war (verschlossen), und es hätte nur kurzer Zeit bedurft, den Prozess in der Venenwandung zur vollkommenen Obliteration gedeihen zu lassen. Hätte es sich um einen Thrombus vorübergehender Art in der Varice gehandelt, so wäre das Lumen für eine Sonde überhaupt nicht passierbar gewesen. Es gibt auch kein Weiterwachsen des vermeintlichen Thrombus in der injizierten Vene. In diesen Fällen handelt es sich stets um eine Weiterentwicklung der entzündlichen Reaktionen in der Venenwandung, wie auch mikroskopische Untersuchungen einwandfrei ergeben haben."

Selbst Linser hat anfangs den falschen Begriff der „Thrombose" bzw. „Abscheidungsthrombose" benutzt, ihn aber später revidiert. Pathologisch-anatomisch hat die krankhafte Thrombose mit der Verödungsmethode nach Linser nicht das geringste zu tun.

Linser/Vohwinkel: „Dem Kochsalz wird in der Literatur vielfach zur Last gelegt, dass hier und da Gewebsnekrosen mit anschließenden langwierigen Ulcerationen auftreten. Diese Ansicht ist nur insoweit richtig, als nach technischen Fehlern und manchmal auch bei falscher Indikationsstellung ein solches Ereignis zu erwarten ist. Wenn man aber solche Fehler begeht, kann man sie nicht ohne weiteres auf das Schuldkonto des Injektionsmittels setzen. Wir haben von jeher auf dem Standpunkt gestanden, dass eine intravenöse Injektion kein leichter ärztlicher Eingriff ist, sondern eine erhebliche manuelle Geschicklichkeit und ständige Übung voraussetzt. Zahlreiche Ärzte werden auf diesem Gebiete nie Meister, sogar trotz reichlicher Übung; denn Handfertigkeiten sind ja immer nur in begrenztem Grade erlernbar. In die Cubitalvene Medikamente zu injizieren ist im Allgemeinen wesentlich einfacher, als in die gewundenen, ausweichenden, vielfach rigiden Gefäße an den Beinen zu spritzen. Nur der sehr geübte und auch stets in der Übung bleibende Arzt ist daher unseres Erachtens geeignet, Krampfadertherapie zu treiben. Aus diesen Gründen wird die Methode wohl stets vornehmlich ein Privileg der Dermatologen und solcher praktischen Ärzte bleiben, die infolge ihrer besonderen Klientel sehr häufig intravenöse Injektionen vornehmen müssen. Es ist sehr eigenartig, dass ein korrektes praktisches Vorgehen auf diesem Gebiete eine andere Geschicklichkeit voraussetzt, als sie z. B. ein guter Chirurg bei seinen Operationen benötigt. Wir sehen immer wieder, dass geschickte Operateure bei intravenösen Injektionen auf größte Schwierigkeiten stoßen; sie nehmen nicht selten eine Venae sectio vor.

Vorbedingung für den Erfolg ist also eine geschickte intravenöse Applikation."

Der gewünschte Verödungserfolg ist daran zu

erkennen, dass die vorher weichen Krampfadern hart werden. Dies geschieht innerhalb weniger Stunden. Der Verödungsprozess insgesamt dauert etwa 8 – 14 Tage. Es kommt häufig vor, dass die Krampfader bereits wenige Minuten nach der Injektion sklerosiert, also spürbar hart wird. In wenigen Monaten resorbiert der Organismus diese nun nicht mehr funktionstüchtige Ader, so dass man nach einem halben bis dreiviertel Jahr nicht mehr sehen kann, wo sie einmal war.

Die Injektionstechnik

Zur Herstellung der Kochsalzlösung nimmt man Natrium chloratum purissimum. Ein Teil Kochsalz wird in etwa drei Teilen Wasser aufgekocht. Mehr als 27 Prozent sind nicht lösbar. Die Lösung ist derart konzentriert, dass sich darin keine Bakterien ansiedeln können. Prof. Linser machte den Versuch mit absichtlich hineingebrachten Staphylokokken oder Colibakterien. Sie gingen darin in wenigen Stunden zugrunde. Trotzdem muss die Lösung natürlich sorgfältig hergestellt und steril gehandhabt werden.

Die Krampfadern sollten eine bestimmte Größe haben. Ausgedehnte Varizen sind für diese Methode am besten geeignet. Wir empfehlen Patienten, nur zu uns zu kommen, wenn die Krampfadern etwa bleistiftdick sind oder die Größe eines dicken Regenwurms haben.

Bei der Behandlung setzen wir die üblichen aseptischen Bedingungen voraus und erläutern sie hier nicht.

Es wird zunächst nur *ein* Bein, nämlich das schlimmere, behandelt. Dem stehenden Patienten, der sich vorher von Schuhen, Strümpfen und einengenden, hinderlichen Kleidungsstücken (lange Hosen, Rock, Kleid) befreit hat, wird an der ausgeprägtesten, distal gelegenen Krampfader (jedoch nicht am Fuß!) die Kanüle (Butterfly) gelegt. Sie sollte nicht zu dünn sein und wird danach fixiert. Der Patient legt sich anschließend sehr vorsichtig hin. Die Spritze mit 10 cm^3 steriler Kochsalzlösung wird auf die Butterfly gesetzt und die Lösung rasch injiziert. Das Bein des Patienten sollte dabei leicht angehoben sein, damit die Krampfader fast blutleer ist und die konzentrierte Kochsalzlösung unmittelbar mit der Venenwand in Berührung kommt. Bei liegendem oder herabhängendem Bein vermischt sich die Injektionslösung mit dem Blut und zeigt nicht die gewünschte Wirkung.

Wichtig ist der exakte Sitz der Kanüle, und wichtig ist das Gespräch mit dem Patienten während

der Injektion. Er darf – außer dem Einstich – während der Injektion keinen Schmerz spüren.

Klagt er über heftiges Brennen, so ist das Kochsalz in das perivenöse Gewebe geraten. Der erfahrene Behandler merkt dies schon an dem erhöhten Widerstand des Spritzenkolbens, außerdem bildet sich – wenn bereits zu viel gespritzt wurde – eine quaddelige Erhebung im Bereich der Einstichstelle.

Die Hauptschwierigkeit für den Arzt besteht darin, nach Kontrolle des exakten Sitzes der Kanüle, darauf zu achten, dass sie nicht verrutscht, wenn der Patient sich hinlegt.

Was das Handwerkszeug betrifft, so verwendet man am besten kurzgeschliffene Kanülen. Dann ist die Gefahr gering, dass das Gefäß auf der gegenüberliegenden Seite durchstoßen wird und bei der Injektion Verödungsflüssigkeit ins Gewebe kommt.

Die meisten Patienten reagieren unmittelbar nach der Injektion mit einem Krampf (ähnlich einem Wadenkrampf), der ein bis zwei Minuten anhalten kann. Aber auch hier gibt es individuelle Schwankungen. Der eine Mensch reagiert nicht gerade so wie ein anderer.

Nach Beendigung der Injektion und Herausziehen der Kanüle ist die Einstichstelle sofort mit einem Zellstofftupfer und Kompressionspflaster zu versorgen, damit die Kochsalzlösung an der Einstichstelle nicht zurücksickern kann. Will man Schädigungen vermeiden, ist auch diese Kleinigkeit exakt zu bedenken.

„Uns scheint," – so Linser – „dass gerade die Kochsalzlösung von vielen Ärzten deshalb verworfen wird, weil sie hierüber nicht hinreichend aufgeklärt waren und deswegen unerwünschte Komplikationen erlebten. Das liegt nun aber nicht am Mittel, sondern an der mangelhaften Technik!"

Als Dosis haben sich 10 cm^3 Kochsalzlösung bewährt. Die notwendige Zahl der Injektionen und die Dauer der Behandlung lassen sich nicht voraussagen. Dies ist nach dem Verlauf zu entscheiden. Ich habe Varizen, die vom Knöchel bis zur Leiste reichten, mit einer einmaligen Injektion von etwa 3 cm^3 Kochsalzlösung verödet, weil sich bei den betreffenden Patienten sofort ein Krampf zeigte und die Injektion deshalb unterbrochen wurde. Bei anderen ausgeprägten Varizen nahm ich in Ausnahmefällen auch mehr als 10 cm^3. Wie überall in der Therapie lässt sich auch hier ein genaues Schema nicht festlegen.

Es gelingt manchmal schon, mit einer ganz geringen Menge ein großes Krampfadergebiet zu veröden, also nicht nur *eine* Ader, und in anderen Fällen benötigt man eine große Menge, um ein relativ kleines Gebiet auszuschalten.

Die Injektion dauert nur eine halbe Minute und wird ambulant durchgeführt. Prof. Linser sagte nach der Verödung meistens zu den Patienten: „So, und heute abend können Sie zum Tanzen gehen." Ich habe diesen Spruch gerne übernommen, soll doch damit zum Ausdruck gebracht werden, dass kein Krankheitszustand besteht, sondern dass der Patient sich, wie gewohnt, bewegen kann und auch Sport betreiben darf. Tritt ausnahmsweise eine leichte Periphlebitis auf (Entzündung des Gewebes), so empfindet er es als angenehmer, Ruhe zu halten und eventuell kühlende Umschläge zu machen. Dies sind aber Ausnahmen, denn im Allgemeinen treten außer leichten ziehenden Schmerzen oder leichtem Reißen im Bein keine Beschwerden auf. Dies ist als Symptom dafür zu werten, dass die Verödung gut gelungen ist. Die Beschwerden verschwinden nach wenigen Tagen. Falls der Patient vor dem Veröden über Krämpfe in den Beinen klagte, wird er nun erfreut feststellen, dass auch sie nachlassen.

Trug der Patient vor der Verödung Stützstrümpfe, kann er diese Gewohnheit noch ein bis zwei Tage beibehalten, sollte sie danach aber ablegen.

Oft werde ich gefragt, ob die Krampfadern wiederkommen. Nein, wenn sie korrekt verödet wurden, kommen sie nicht wieder. Aber es kann nicht garantiert werden, dass sich keine Neubildungen einstellen, die auf Fehlern in der Lebensführung beruhen.

Auch die Sorge, es könnte versehentlich eine gesunde Vene verödet werden, ist unberechtigt. Es gelingt nämlich nicht, bei der oben angegebenen, normalen Technik in gesunden Venen eine Verödung zu erzielen. Sie reagieren gar nicht auf die Kochsalzlösung.

Komplikationen

Es gibt nur wenige Therapien, die nicht auch mal zu unerwünschten Nebenerscheinungen führen.

„Es wurde schon darauf hingewiesen, dass hochprozentige Kochsalzlösungen, wenn sie ins paravenöse Gewebe gelangen, gewaltige Gewebsreaktionen hervorrufen. Es kommt dann ziemlich bald im Anschluss an die Injektion zu einem anämischen, scharf umschriebenen Bezirk, der später eine livide Färbung annimmt und nach Ablauf einiger Stunden sich zu einer Blutblase umformt. Das Ganze sieht zunächst recht harmlos aus, und doch bereitet sich eine unter Umständen recht tiefgehende Nekrose vor, die zu ihrer Abstoßung viele Wochen benötigt und anschließend zu einem tiefgreifenden Geschwür führt. Meistens infiziert sich dasselbe, so dass es zu einer foetiden Eiterbildung kommt. Die Heilung geht nur langsam vonstatten, und es kann sein, dass der Kranke erst nach 2 Monaten von dieser lästigen Komplikation befreit wird. Die Behandlung besteht darin, dass man durch feuchte Verbände und auch mit Hilfe einer Pinzette die Abstoßung fördert und später durch indifferente Verbände die Heilvorgänge unterstützt." (Linser)

Voraussetzung für das gute Gelingen des Eingriffs ist selbstverständlich die sehr genaue Beachtung der Injektionstechnik, damit kein Tropfen parainjiziert wird. Misslingt die Verödung aus den genannten Gründen, wird nicht nur der Patient geschädigt, sondern auch der gute Ruf einer an sich souveränen Behandlungsmethode.

Deshalb noch einmal der Rat: Nur erfahrene Behandler sollten sich mit dieser Verödung befassen und sie exakt durchführen.

Gegenindikationen

Verödungen sollten nicht vorgenommen werden, wenn der Patient einen fieberhaften Infekt hat. Thrombose und infektiöse Thrombophlebitits schließen eine Verödung ebenfalls aus.

Während der Schwangerschaft sind Verödungen

in den letzten beiden Schwangerschaftsmonaten besonders sinnvoll, um Thrombosen im Wochenbett vorzubeugen.

Dem Alter sind bei dieser Verödungstechnik keine Grenzen nach oben gesetzt. Es kommt primär immer auf den Zustand des Patienten an.

Je dicker die Krampfadern sind, umso besser ist diese Verödungsmethode nach Prof. Linser geeignet.

Die ganzheitliche Therapie bei Beinleiden

Oedem

Oedeme sind Wasseransammlungen im Gewebe. Da sie ein Symptom zahlreicher Krankheiten sind, muss zuerst die Diagnose der Krankheit gestellt werden, die die Oedeme verursacht. Die Behandlung richtet sich dann nach der jeweiligen Krankheit. In Frage kommen Herzerkrankungen, Nierenerkrankungen, örtliche Erkrankungen der Beine, Lymphstauungen, Krampfadern, Zustand nach Thrombosen, venöse Abflussbehinderungen durch Erkrankungen im kleinen Becken usw.

Sind Krampfadern vorhanden, sollten sie verödet werden. Meistens normalisieren sich danach auch die Kreislaufverhältnisse im Bein, so dass diese Maßnahme – unter Berücksichtigung der oben genannten Punkte – oftmals schon ausreicht.

Als Basistherapie kommt eine vitalstoffreiche Vollwertkost mit großem Frischkostanteil in Frage, eventuell zeitweise reine Frischkost, um die Wasserausscheidung zu beschleunigen.

Tägliche Wechselunterschenkelbäder wären eine sinnvolle zusätzliche Maßnahme (siehe Seite 84 ff.).

Die Verordnung homöopathischer Mittel muss den jeweiligen Modalitäten entsprechend durch einen homöopathischen Arzt vorgenommen werden.

Thrombose, Thrombophlebitis

Krampfadern machen normalerweise keine Beschwerden. Dies kann auch ein Leben lang so bleiben, es sei denn, dass sich gefährliche Komplikationen einstellen, und dazu gehört die Thrombose. Insofern ist es immer sinnvoll, Krampfadern mit der Methode nach Prof. Linser veröden zu lassen, wenn sie eine bestimmte Größe erreicht haben, um die Möglichkeit einer Thrombose auszuschließen.

Varizen stellen einen *locus minoris resistentiae* dar, einen Ort verringerten Widerstands und geringerer Belastbarkeit. „Hyperplastische, entzündliche, proliferative, regenerative, dystrophische, degenerative und atrophische Vorgänge spielen sich in der varikösen Venenwand ab und führen somit zur Wandentartung. Während zu Beginn der Erkrankung die drei Schichten der Venenwände hypertrophisch werden, verfallen später das muskuläre Gewebe der

Media und die elastischen Fasern der Elastica interna einer immer mehr zunehmenden Degeneration." (Linser)

Thrombose bedeutet, dass das Blut bei lebendigem Leib in den Venen oder Arterien gerinnt. Sie tritt meistens im Bereich der unteren Extremitäten auf. Die Thrombose der tiefer gelegenen Beinvenen (Phlebothrombose) verläuft symptomärmer als eine Thrombose der oberflächlichen Beinvenen (Thrombophlebitis). Die Gefahr der Embolie ist bei der Phlebothrombose jedoch größer.

Symptome sind unter anderem Schmerzen, Druckschmerz, Überwärmung, Schwellung, Verfärbung bzw. Rötung der Haut, Gefühl der Schwere im Bein.

Thrombose an Varizen kann als Selbstheilung des Organismus bezeichnet werden. Die Krampfader wird hart und später resorbiert.

Die Thrombose gehört zu den ernährungsbedingten Zivilisationskrankheiten. Auf Grund der fehlerhaften zivilisatorischen Ernährung besteht eine fehlerhafte Blutzusammensetzung mit entsprechend veränderten Gerinnungsfaktoren. Die Thrombose entsteht gern am „Ort des geringsten Widerstands", wie bereits oben ausgeführt.

Basistherapie ist also eine vitalstoffreiche Vollwertkost mit großem Frischkostanteil (reiner Frischkost). Dadurch wird der Krankheitsverlauf günstig beeinflusst.

Weitere Maßnahmen müssen im Akutfall mit dem Arzt besprochen werden. Ruhe, feuchte Umschläge, Blutegeltherapie und spezifische homöopathische Mittel sind einige Beispiele wirkungsvoller Behandlungsmaßnahmen.

Die Blutegel-Therapie

Das Ansetzen von Blutegeln (Hirudo medicinalis) ist durchaus nicht überholt. Die Behandlung entspricht einem Aderlass und sollte von einem kundigen Arzt durchgeführt werden. Sie gilt immer noch als Hauptanwendung bei Thrombose, akuten und chronischen Entzündungen.

Blutegel sind in jeder Apotheke erhältlich. Sie werden auf die betroffenen Stellen gesetzt. Wenn der Egel genügend Blut aufgenommen hat (ca. 10 ml), fällt er ab (niemals abreißen!). Dauer: etwa 15–45 Minuten.

Aus der Bisswunde kann noch über Stunden etwas Blut nachsickern.

Ulcus cruris varicosum

Dabei handelt es sich um ein offenes Bein bei vorhandenen Krampfadern. Der häufigste Sitz ist an der Innenseite des Unterschenkels, oberhalb des Knöchels. Es verschwindet sofort, wenn die Krampfadern verödet werden.

Zusätzlich ist ein tägliches ansteigendes Unterschenkelbad vorteilhaft (siehe Seite 86).

Zur lokalen Anwendung empfiehlt sich ein Dermatikum (möglichst nicht als Salbe, sondern als Puder) im Wechsel mit Heilerde-Packungen sowie die Anwendung einer Rivanol-Lösung 0,1%.

Sind bei einem Ulcus keine Krampfadern vorhanden, gelten die anderen genannten Empfehlungen ebenfalls. Darüber hinaus ist eine exakte Diagnose erforderlich.

Heilerde

Die Empfehlung, Heilerde auf eine offene (auch eiternde) Wunde zu geben, wird oft mit Skepsis aufgenommen. Heilerde ist ein wunderbares Heilmittel. Es gibt sie in zwei Ausführungen, eine für innerliche, die andere für äußerliche Anwendungen. Die äußerliche Anwendung ist angezeigt bei allen Ekzemen, Verstauchungen, Sehnenscheidenentzündung, Entzündungen aller Art, Insektenstichen, Akne, Wunden, Abszessen, Furunkeln.

Die Heilerde wird mit kaltem Wasser zu einem dicken Brei gerührt und in diesem Fall etwa 1 cm dick in und auf die offene Stelle gestrichen. Wenn die Umgebung entzündet ist, kann sie über den offenen Bereich hinaus aufgetragen werden.

Die Fläche mit einem Leinentuch abdecken. Sobald die Heilerde abzutrocknen beginnt – sie wird dann heller –, ist die Packung zu erneuern. Ideal ist es, wenn sie noch so feucht ist, dass sie beim Abnehmen nicht zerbröselt, sondern als ganzer Belag heruntergenommen werden kann.

Dass bei dieser Anwendung ein Stoffaustausch stattfindet, ist daran zu erkennen, dass die Heilerde nach der Anwendung anders zusammengesetzt ist als vorher.

Variköses Ekzem

(Ekzema varicosum)

Hautausschlag am varikösen Bein verschwindet, sobald die Krampfadern verödet sind. Insofern gilt das beim Ulcus Ausgeführte. Meistens ist das Ekzem der Vorläufer eines Ulcus. Es sitzt mit Vorliebe am

Unterschenkel, und zwar häufiger innen als außen. Es kann trocken, schuppend, rissig, nässend, gerötet, borkig oder eitrig auftreten. Wird das Grundübel nicht beseitigt, die Krampfadern, bleiben andere Therapien relativ erfolglos.

Basistherapie ist in jedem Fall eine vitalstoffreiche Vollwertkost, bei der das Tiereiweiß (Milch, Quark, Käse, Eier, Wurst, Fisch und Fleisch) gemieden werden sollte.

Verhütung von Krampfadern

Als vorsorgliche Maßnahme zur Verhütung von Krampfadern werden in der üblichen Literatur tägliche Spaziergänge empfohlen und weitere sportliche Aktivitäten wie Radfahren, Schwimmen, Wandern, Entstauungsgymnastik, Stützstrümpfe usw.

In einer Broschüre heißt es zur Vorbeugung von Venenleiden: „Ziehen Sie bei kalten Füßen im Bett weite Kamelhaar- oder Angorasocken an." „Schützen Sie Ihre Beine vor kalter und nasskalter Witterung und vor starker Sonne." „Lassen Sie Ihr Herz regelmäßig kontrollieren." „Tragen Sie festes und bequemes Schuhwerk" usw. usw.

Sie merken, liebe Leserin, lieber Leser, dass bei diesen Empfehlungen etwas nicht stimmen kann. Das Wetter kann keine Krankheitsursache sein, denn das gibt es, gut oder schlecht, solange die Menschheit existiert. Die Zunahme der Krampfadern hat damit nicht das geringste zu tun.

Auch die regelmäßige Herzkontrolle und bequemes Schuhwerk verhindern die Krampfaderbildung ebenso wenig wie Entstauungsgymnastik und Kompressionsstrümpfe. Das Ziel jeder Therapie muss sein, statt einer symptomatischen Linderungsbehandlung eine ursächliche Heilbehandlung anzustreben.

Sauna

Ein besonders gutes Gefäßtraining bewirkt die Sauna. Mein Schlagwort „Wer in die Sauna *gehen* kann, kann in die *Sauna* gehen" gilt auch für Patienten mit Krampfadern. Bettlägerige Kranke sollten also nicht in die Sauna gehen, Menschen mit fiebrigen Infekten gehören ins Bett, sie fallen also für einen Saunabesuch ebenfalls aus, ebenso natürlich Menschen mit Thrombosen und anderen akuten Prozessen, zum Beispiel hochgradigen Erschöpfungszuständen.

Immer wieder wird Patienten mit Varizen von einem Saunabesuch abgeraten. Krampfadern sind jedoch kein Hinderungsgrund, sondern gerade dann ist der Saunabesuch besonders zu empfehlen. Kritiker unter den Medizinern warnen vor einem Saunabesuch wegen einer möglichen Venendilatation (Erweiterung der Krampfadern). Die falsche Beurteilung ist sicher darauf zurückzuführen, dass die Benutzung der Sauna in unserem Land so gut wie immer falsch gehandhabt wird. Gerade weil Krampfadern erweiterte Neubildungen sind, ist Sauna das beste Gefäßtraining. Natürlich verschwinden die Krampfadern dadurch nicht und sollten, wenn sie verödungsfähig sind, mit der o. a. Kochsalzlösung beseitigt werden.

Sauna war früher in unseren Regionen fremd. Diese „Schwitzstuben“ sind in Finnland zu Hause. Dort habe ich sie vor über 50 Jahren – Anlass war leider der Krieg – kennengelernt. Inzwischen ist sie hier bei uns in Mode gekommen, wird aber überwiegend falsch benutzt.

Im Gegensatz zum Dampfbad ist die original finnische Sauna eine Hitzeanwendung in extrem trockener Luft. Die Temperatur liegt bei 80 Grad (maximal 100 Grad). Der wichtigste Ratschlag: *Jeder bleibt nach seinem eigenen Empfinden in der Sauna und nicht nach vorgegebener Zeit oder Verordnung.*

Ausschließlich die eigene innere Uhr regelt die Aufenthaltsdauer. Nach dem Verlassen der Sauna erfolgt der kalte Guss auf den noch warmen Körper oder das sehr kalte Tauchbad. Beim Guss wird das kalte Wasser mit dem Schlauch von 2 bis 3 cm Durchmesser langsam vom rechten Fuß bis zum Oberschenkel geführt, so dass der handbreit übersprudelnde Wasserstrahl das Bein mantelförmig umschließt. Danach folgt der Guss von der rechten

Hand ausgehend über den rechten Arm zur Schulter und gegenseitig vom linken Fuß über Oberschenkel, Bauch, Rücken, Hand und Arm zur linken Schulter.

Insgesamt sollten nie mehr als zwei Saunagänge durchgeführt werden. Bei mehreren Gängen werden die Anpassungsmöglichkeiten des Organismus überfordert. Beide Saunagänge sind ohne große Pause als einheitliche Maßnahme durchzuführen. Ist die Pause zu lang, fällt der zweite Saunagang bereits in die beginnenden Reaktionen des ersten Gangs.

Es ist auch nicht empfehlenswert, zwischen den Saunagängen Liegepausen einzuplanen, wie man es üblicherweise in den Saunen handhabt. Dabei besteht die Gefahr anschließender „Erkältung", weil der Wärmeentzug beim Liegen wenig spürbar ist.

Die trockene Sauna ist besonders empfehlenswert. Im Gegensatz zum Dampfbad wird Schweiß abgesondert, so dass die entstehende Verdunstungskälte einen längeren Aufenthalt ermöglicht, ohne den Kreislauf zu belasten.

In größeren Gemeinschaftssaunen sitzen die Saunierer oft nebeneinander aufgereiht. Dies ist zwar lukrativ für den Besitzer, weil mehr Teilnehmer in den Raum passen, aber wenig sinnvoll. Der Saunabesuch sollte liegend durchgeführt werden, damit die Temperatur gleichmäßig auf den Körper einwirken kann. Im Sitzen müssen Temperaturunterschiede hingenommen werden, die die Wirkung der Sauna beeinträchtigen, denn im Bereich der Füße liegt die Temperatur am niedrigsten, im Bereich von Bauch und Brustkorb etwas höher, und nur Kopf und Schultern sind den angezeigten 80 Grad (oder mehr) ausgesetzt. Dies ist nachteilig für den Kreislauf.

Saunieren sollte man im Liegen und die Beine eventuell sogar etwas höher lagern.

Vor Beendigung des Saunagangs setzen Sie sich einige Minuten hin, um dann mit der intensiven Abkühlung (s.o.) zu beginnen. Der krasse Wechsel heiß-kalt bringt die erwünschte Wirkung, das angestrebte Gefäßtraining.

Bei der Gelegenheit ist hinzuzufügen, dass selbstverständlich auch Menschen mit zu hohem oder zu niedrigem Blutdruck in die Sauna gehen sollten. Man kann feststellen, dass der erhöhte niedriger wird und der niedrige Blutdruck steigt. Die Sauna wirkt also regulierend. Bei hohem Blutdruck spielt ursächlich wieder die Ernährung eine Rolle, aber auch die spannungsbedingte Komponente. Beides sollte der Patient, der krankhaft hohen Blutdruck hat, beachten und ändern.

Kneippsche Maßnahmen

Zu den fünf Säulen der Kneipp-Therapie zählen Ordnungstherapie, Ernährungstherapie, Bewegungstherapie, Hydrotherapie und Phytotherapie.

Wir wollen hier die Wasseranwendungen herausgreifen, die sich bei Beinleiden bewährt haben.

Wechselunterschenkelbad

Dazu müssen zwei Unterschenkelbadewannen besorgt werden, in die beide Unterschenkel bis unterhalb des Knies bequem hineinpassen. Ein gewöhnlicher Eimer ist dafür zu klein.

Übrigens werden diese Unterschenkelbäder im Kneippverfahren fälschlich als Fußbäder bezeichnet. Was in Württemberg als Fuß gilt, heißt man in Norddeutschland Bein. Empfiehlt ein Württemberger einem Norddeutschen ein Fußbad, dann stellt dieser nur das bisschen Fuß bis zum Knöchel in die Wanne. In Württemberg reicht der Fuß bis zur Hüfte. Ein norddeutsches Fußbad nützt natürlich nichts, weil die Angriffsfläche viel zu klein ist, so dass die erwünschte Wirkung ausbleibt.

Eine Unterschenkelbadewanne füllt man mit heißem Wasser (39–41 °C), die zweite Wanne mit sehr kaltem Wasser. Je kälter es ist, umso besser wirkt die Anwendung.

Beide Beine nun 10 Minuten in das heiße Wasser stellen, danach 10 Sekunden in das kalte Wasser. Der kurze Kaltreiz reicht nicht aus, um dem Körper Wärme zu entziehen.

Dann noch einmal 10 Minuten ins heiße Wasser zurück und zum Schluss wieder 10 Sekunden ins

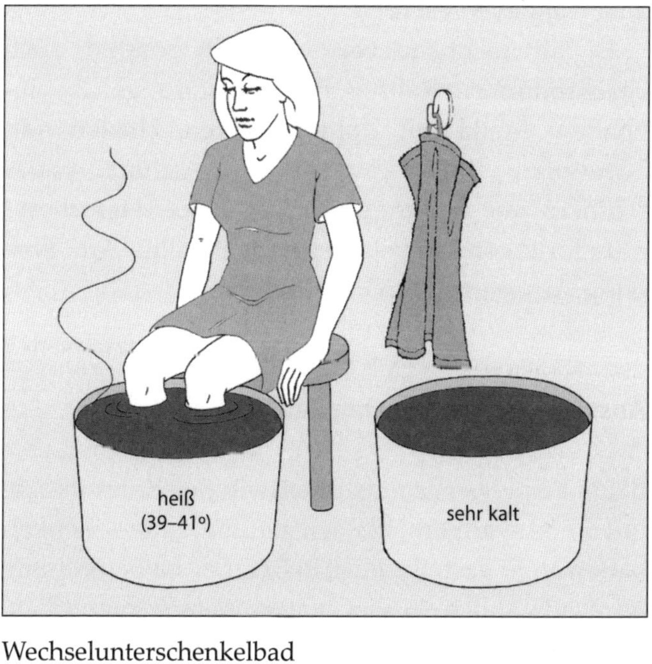

Wechselunterschenkelbad

kalte Wasser. Beim zweiten Wechsel genügen auch 5 Minuten heiß und 10 Sekunden kalt.

Das Wasser wird an den Beinen lediglich abgestreift, die Füße gut abgetrocknet, dann Strümpfe und Schuhe anziehen und zügig gehen oder in warmem Raum aufhalten.

Jetzt macht der Organismus gegen den kurzen Kaltreiz eine aktive Wärme.

Das Wechselunterschenkelbad kann in diesem Sinne jeden Tag und zu jeder beliebigen Tageszeit angewendet werden.

Es hilft nicht nur bei Beinleiden, sondern auch bei chronischem Kaltfuß, Periodenstörungen, beginnendem Infekt mit Kopfschmerzen, Husten und Schnupfen, Blutanschoppungen, Asthma, Herzschmerz mit Blutandrang zum Kopf, Herzrhythmusstörungen, Kreislaufstörungen aller Art, Neigung zu sogenannten Erkältungen.

Ansteigendes Unterschenkelbad

Beide Beine werden bis unterhalb des Knies in eine mit 37 °C warmem Wasser gefüllte Unterschenkelbadewanne gestellt. Innerhalb einer halben Stunde wird allmählich so viel heißes Wasser zugegeben, bis die Temperatur von ca. 41 °C erreicht ist.

Dauer des ansteigenden Unterschenkelbads eine halbe bis dreiviertel Stunde.

Indikation:

Entzündungen aller Art im Bereich der Füße und Unterschenkel, bei Herz- und Kreislaufstörungen nach ärztlicher Verordnung.

Knieguss

Der Knieguss stellt eine Steigerung des Wechselunterschenkelbads dar. Die Krampfadern verschwinden zwar dadurch nicht, aber der Guss ist ein gutes Gefäßtraining.

Bei warmer Ausgangslage beginnt man am rechten Fuß. Der Wasserstrahl aus dem 2–3 cm Durchmesser starken Schlauch wird, am rechten herzfernen Fuß beginnend, langsam bis zum Knie hochgeführt, umkreist das Knie, so dass das Wasser den Unterschenkel mantelförmig umschließt.

Dasselbe mit dem linken Unterschenkel ausführen.

Dauer: nicht länger als 1–2 Minuten.

Das Wasser wird von den Beinen mit bloßen Händen abgestreift, die Füße jedoch gut abgetrocknet.

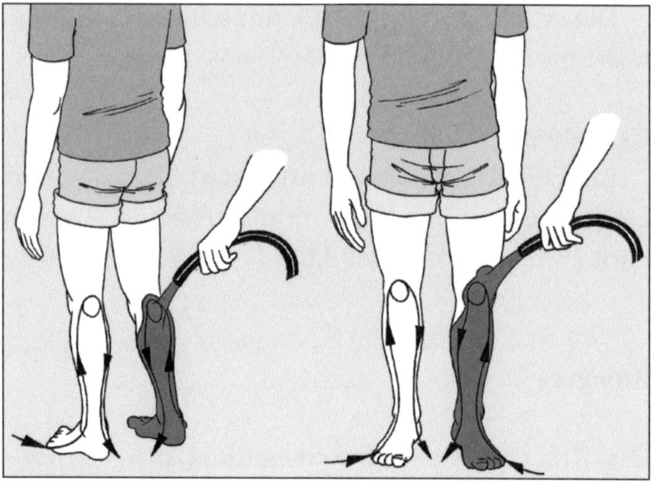

Knieguss

Anschließend im warmen Raum aufhalten oder zügig gehen.

Für Güsse muss immer ein Schlauch benutzt werden, um die erwünschte Reaktion zu erreichen. Die Wasseranwendung mit dem Brausekopf der Dusche erzielt nicht dieselbe Wirkung.

Indikation:

Die Anwendung erfolgt zur Abhärtung, Kräftigung, Ableitung bei Kopfschmerz, bei rheumatischen Beschwerden, Hexenschuss, Ischialgie, bei

Multipler Sklerose, Gicht (auch im Gichtanfall), allgemeinen Schmerzen in den Beinen, Krampfadern.

Bewegung

Die Bewegung wird lediglich erwähnt, damit nicht der Eindruck entsteht, als würde sie von uns vernachlässigt. Der Mensch ist auf Bewegung angelegt. Selbstverständlich sollte er sie auch durchführen und sein Leben nicht überwiegend sitzend oder fahrend verbringen. Die Beine sind zum Laufen gedacht und nicht zum Gasgeben.

Mangelnde Bewegung ist ganz sicher ein Punkt, der die Entstehung von Krampfadern begünstigt. Als einzige Ursache kann sie aber nicht gelten und sollte deshalb auch nicht überbewertet werden. In der gesamten Literatur steht die Forderung nach täglichen Spaziergängen und Sport an erster Stelle. Über das, was den Menschen versorgt, die Nahrung, findet sich jedoch nirgendwo eine schlüssige Aussage. Bewegung ist wichtig, Ernährung ist jedoch lebensnotwendig.

Sind bereits Krampfadern vorhanden, lassen sie sich durch noch so richtige Ernährung nicht beseitigen. Es lässt sich jedoch Schlimmeres verhüten. Natürlich gibt es im Bereich des Lebendigen keine Garantien. Aber mit einer gesunden Lebensweise, und dazu gehört die vitalstoffreiche Vollwertkost, tun Sie das Beste, um Krampfadern vorzubeugen und die Risiken bei bereits bestehenden herabzusetzen.

In meinem Standardwerk „Unsere Nahrung – unser Schicksal" bin ich ausführlich auf die Ursachen, Verhütung und Heilbarkeit ernährungsbedingter Zivilisationskrankheiten eingegangen, daher erfolgen an dieser Stelle nur kurze Hinweise.

Es ist heute im wissenschaftlichen Bereich üblich, bei zahlreichen ernährungsbedingten Zivilisationskrankheiten von „genetischen Defekten" zu sprechen. Was bedeutet dies, wenn zum Beispiel einem Diabetiker gesagt wird, seine Krankheit sei ein Genschaden? Damit wird ihm suggeriert, er könne nichts daran ändern. So lautet die um sich greifende

Empfehlung denn auch, er könne alles essen, was ihm schmeckt, das könne man ja „abspritzen", also mit Insulinzufuhr „regeln". Auf diese Weise wird seine Aufmerksamkeit von dem wichtigsten Punkt abgelenkt, nämlich seinen Fehlern in der Lebensführung, das heißt Ernährung.

Die Interessen der Nahrungsmittelindustrie gehen immer mehr dahin, die eigentlichen Ursachen der ernährungsbedingten Zivilisationskrankheiten zu verschleiern und die Gesellschaft auf Fast Food einzustimmen. An den Ausdehnungen der Konzerne kann man erkennen, in welchem Maße die McDonaldisierung erfolgreich um sich greift, an der Zunahme der ernährungsbedingten Zivilisationskrankheiten allerdings auch. Die jährlichen Kosten betragen dafür in der Bundesrepublik zur Zeit rund 75 Milliarden Euro.

Der Fortschritt der Technik ist in vielen Bereichen zu begrüßen. Niemand möchte die Dinge, die das tägliche Leben erleichtern (Heizung, Fernsehen, Telefon, Auto, Bahn etc.) missen. Der Eingriff der Technik in den Nahrungsbereich ist jedoch Ende des 19. Jahrhunderts in grober Weise missbraucht worden. Im Zuge der etablierten, inzwischen überholten Kalorienlehre werden die raffinierten Kohlenhydrate Fabrikzucker und Auszugsmehl seitdem als Massenware produziert.

Fabrikzucker enthält weder Vitamine noch andere wichtige Vitalstoffe, verbraucht sie aber beim Abbau im Organismus, vor allem das wichtige Vitamin B1. Die ausreichende Zufuhr von Vitamin B1 war bis vor rund 150 Jahren mit dem vollen Getreidekorn garantiert. Das minderwertige Auszugsmehl liefert jedoch keine Vitamine, denn es ist genauso ein „totes" Präparat wie die Fabrikzuckerarten.

Da beide Präparate in kürzester Zeit die Grundlebensmittel verdrängten und zur Massennahrung wurden, war die Entstehung ernährungsbedingter Zivilisationskrankheiten die Folge. Die Einstimmung und Programmierung von Milliarden Menschen weltweit auf entwertete Fabriknahrungsmittel kann als größtes Menschenexperiment aller Zeiten in die Geschichte eingehen.

Nachweislich ernährungsbedingt sind:

- Gebissverfall, Zahnkaries, Parodontose, Zahnfehlstellungen. Letztere als Folge der Ernährungsfehler der vorigen Generationen.
- Die Erkrankungen des Bewegungsapparates, die sogenannten rheumatischen Erkrankungen, Arthrose, Arthritis, Wirbelsäulen- und Bandscheibenschäden.

- Alle Stoffwechselkrankheiten wie Übergewicht, Zuckerkrankheit, Leberschäden, Gallensteine, Nierensteine, Gicht usw.
- Erkrankungen der Verdauungsorgane wie Stuhlverstopfung, Leber-, Gallenblasen-, Bauchspeicheldrüsen- sowie Dünn- und Dickdarmerkrankungen, Verdauungs- und Fermentstörungen.
- Gefäßerkrankungen wie Arteriosklerose, Herzinfarkt, Schlaganfall, Thrombosen.
- Mangelnde Infektabwehr, die sich in immer wiederkehrenden Katarrhen und Entzündungen der Luftwege, den sogenannten Erkältungen, und in Nierenbecken- und Blasenentzündungen äußert.
- Die meisten sogenannten Allergien, Hautausschläge, Ekzeme, die sogenannte Neurodermitis.
- Manche organische Erkrankungen des Nervensystems, zum Beispiel die Multiple Sklerose.
- Auch an der Entstehung des Krebses ist die Fehlernährung in erheblichem Maße beteiligt.

Alle oben erwähnten Krankheiten sind nur die verschiedenen Erscheinungsformen einer einzigen Grundkrankheit, der Saccharidose. Darunter sind die Krankheiten zu verstehen, die vorwiegend durch den Verzehr von raffinierten Kohlenhydraten (Sacchariden) hervorgerufen werden.

Tips für die richtige Ernährung

Eine gesunderhaltende Ernährung lässt sich in folgenden Punkten zusammenfassen:

Zu meiden sind:

1. Auszugsmehlprodukte
2. alle Fabrikzuckerarten
3. alle raffinierten Fette (Margarinen, Öle)
4. für Leber-, Galle-, Magen-, Darmempfindliche: alle Säfte aus Obst und Gemüse, gleichgültig, ob selbst hergestellt oder gekauft, gekochtes Obst, Trockenfrüchte.

Die Speisen, die täglich gegessen werden sollten:

1. Vollkornprodukte, also Vollkornbrot – möglichst verschiedene Sorten, Vollkornnudeln, ungeschälter Reis
2. täglich 3 Esslöffel Getreide als Frischkorngericht (s. Rezept)
3. Frischkost aus rohen Gemüsen und Obst
4. naturbelassene Fette in Form von Butter, Sahne und unraffinierten, kaltgepressten Ölen.

Bei bestimmten Krankheiten (Erkrankungen der Bewegungsorgane, Hautausschläge, Infektanfälligkeit, Asthma, Thrombose) ist die Vermeidung bzw.

Einschränkung von Tiereiweiß notwendig (Milch, Quark, Käse, Eier, Wurst, Fisch und Fleisch).

Alle übrigen nicht erwähnten Speisen können gegessen werden.

Eine zentrale Rolle in der vitalstoffreichen Vollwertkost spielt das tägliche Frischkorngericht, das aus keimfähigem Getreide zubereitet wird. Bei richtiger Zubereitung ist damit die Zufuhr wichtiger Vitalstoffe in Form von Vitaminen, Mineralstoffen, Spurenelementen Enzymen/Fermenten, ungesättigten Fettsäuren, Aromastoffen und Faserstoffen garantiert.

Rezept des Frischkorngerichts

Es wird aus Roggen oder Weizen oder aus einer beliebigen Getreideart oder Getreidemischung hergestellt. Dazu werden 3 Esslöffel (etwa 50 Gramm) in einer Getreidemühle oder in einer Kaffeemühle grob geschrotet. Das Mahlen muss jedesmal frisch vor der Zubereitung vorgenommen werden. Nicht auf Vorrat mahlen! Dabei spielt es keine Rolle, ob die Getreidemühle mit Mahlsteinen oder einem Stahlmahlwerk arbeitet.

Das gemahlene Getreide wird mit ungekochtem, kaltem Leitungswasser zu einem Brei gerührt und

5–12 Stunden stehen gelassen. Die Wassermenge ist so berechnet, dass nach der Quellung nichts weggegossen zu werden braucht. Der Brei wird genussfähig gemacht durch Zugabe von frischem Obst (je nach Jahreszeit), Saft einer halben Zitrone, 1 Teelöffel Honig (nur gelegentlich; regelmäßig genossen kann Honig Karies erzeugen), 1 Esslöffel süße Sahne, geriebenen Nüssen. Solange verfügbar, sollte man immer einen Apfel hineinreiben und sogleich untermischen. Er macht den Frischkornbrei besonders locker und wohlschmeckend.

Es ist ohne Belang, zu welcher Tageszeit dieses Gericht gegessen wird. Es kann auch mit gekeimtem Getreide zubereitet werden.

Bei der vitalstoffreichen Vollwertkost können Sie das Kalorienzählen getrost vergessen und essen, solange Sie Hunger haben, denn es kommt in erster Linie auf die Qualität der Nahrung an und weniger auf die Quantität.

Sie ist schmackhaft, sättigt und hält Sie fit!

Ein Patientenbrief

12. 11. 1997

Sehr geehrter, lieber Herr Dr. Bruker,

ich kann Ihnen gar nicht sagen, wie glücklich ich bin. Sie haben erfolgreich meine Krampfadern beseitigt. Sie werden sich vielleicht wundern, dass ich mich noch einmal so überschwenglich bei Ihnen bedanke, aber das hat seine besonderen Gründe. Ich muss mir das einfach vom Herzen schreiben, denn ein wahrer Leidensweg liegt hinter mir. Ich bin nicht wehleidig, aber das war zu viel.

Seit zwanzig Jahren hatte ich Krampfadern, vor allem mein linkes Bein sah so hässlich aus, dass ich mich nicht mehr im Badeanzug zu präsentieren wagte. Ich ging zu meinem Hausarzt, der sagte: „Das muss operiert werden." Eine solche Operation sei heutzutage eine Bagatelle. Von wegen! Ich lag fünf Wochen im Krankenhaus, weil Komplikationen auftraten. Wegen Thrombose musste ich die ganze Zeit die beengenden Stützstrümpfe tragen. Die Schmerzen waren unerträglich. Der Arzt hatte mir ein schönes Operationsergebnis versprochen. In Wahrheit ist mein Bein nun von Narben übersät, davon sind einige fingerlang. Wochenlang waren meine Beine geschwollen und grün und blau.

Wie mir ein Sachbearbeiter der Krankenkasse mitteilte, kostete dieser Aufenthalt rund 30000,– Mark, davon etwa 8000,– für die Operation.

Als sich an meinem anderen Bein auch Krampfadern bildeten, hatte ich Angst vor einer Operation. Eine Bekannte erzählte mir, sie hätte sich bei Ihnen die Krampfadern veröden lassen. Dass es so etwas gibt, hatte ich noch nie gehört.

Ich fuhr zu Ihnen. Die Verödung dauerte mit Ausziehen, Anziehen und Gespräch keine halbe Stunde. Ich wurde nicht bandagiert, trug hinterher keine Stützstrümpfe, fuhr mit dem Auto nach Hause und konnte am nächsten Tag wieder zur Arbeit gehen.

Sie sagten, in einem halben bis dreiviertel Jahr wären die Krampfadern verschwunden. Sie sind jetzt nach fünf Monaten schon fast nicht mehr zu sehen. Ich kann es kaum glauben und danke Ihnen noch einmal sehr herzlich

Isolde N.

Schlussbetrachtung

Nach über 60-jähriger ärztlicher Erfahrung mit der Verödungsmethode nach Prof. Linser und mindestens 20000 Verödungen, die ich so durchgeführt habe, möchte ich mit dem vorliegenden Buch dafür sorgen, dass diese souveräne Methode nicht in Vergessenheit gerät.

Vor 45 Jahren schrieb Prof. Dr. Wilhelm Schneider: „Die perkutane Verödungstherapie nach P. Linser ist für eine geübte Hand nicht mit Schwierigkeiten verbunden. Sie wird ambulant durchgeführt und ist wesentlich gefahrloser als jeder operative Eingriff. Die Emboliegefahr war lediglich ein Hirngespinst." Dies kann ich nur unterstreichen.

Damals sprachen erfahrene Chirurgen vom Siegeszug dieser Verödungstherapie. Leider ist es heute so, dass den gefahrvollen Operationen wieder der Vorzug gegeben wird.

Die souveräne Verödungsmethode nach Prof. Linser stellt nach wie vor das Kernstück der Krampfaderbehandlung dar.

Es wäre zu wünschen, dass dieses bewährte Verfahren wieder zum Allgemeingut der Ärzte wird. Die Erfolge sprechen für sich, wenn die Therapie in der richtigen Weise durchgeführt wird.

Nachwort

Ich bin sehr dankbar, dass ich die Linser-Methode von Herrn Dr. Bruker übernehmen durfte und führe sie mit Erfolg regelmäßig in meiner Praxis durch.

Lahnstein, Dezember 2003

Dr. med. Jürgen Birmanns
Ärztlicher Leiter des
Dr.-Max-Otto-Bruker-Hauses
in Lahnstein

Informationen zur Verödung erhalten Sie im:

„Dr. Max Otto Bruker Haus"
(nicht zu verwechseln mit der Klinik Lahnhöhe)
Dr. Max-Otto-Bruker-Str. 3
56112 Lahnstein
Tel. 02621/917016
Fax 02621/917033

Literaturangaben

Berchtold/Hamelmann/Peiper: Chirurgie Urban & Schwarzenberg, 2. Aufl., 1990

Bruker, M. O.: Unsere Nahrung – unser Schiksal, emu-Verlag 1998

Bulling et al.: Krampfadern und Thrombose, Schlütersche Verlagsanstalt 1990

Classen/Diehl/Kochsiek: Innere Medizin, Urban & Schwarzenberg, 1. Aufl., 1991

Cleave, T. L./Campbell, B.: Die Saccharidose, Bircher-Benner-Verlag

Haid, H.: Keine Angst vor Venenleiden, Verlag R. Gessler 1998

Höber, R.: Lehrbuch der Physiologie des Menschen, Springer 1928

Initiative Venengesundheit Frankfurt: PR 1997

Linde, N.: Venenleiden wirkungsvoll behandeln, Südwest 1998

Linser, P./Vohwinkel, K. H.: Moderne Therapie der Varicen, Hämorrhoiden und Varicocele, Enke Verlag 1942 und 1954

Lippert, H.: Anatomie, Urban & Schwarzenberg 1995

Sieglbauer, F.: Lehrbuch der normalen Anatomie, Urban & Schwarzenberg

Steffens, K.: Krampfadern, Falken-Verlag 1996

Stiftung Warentest: Gesunde Beine 1996

Index

Ein Verlag, ein Haus, eine Philosophie.

Millionen Bundesbürger kennen den kämpferischen Ganzheitsarzt Dr. Max Otto Bruker (1909 – 2001) aus dem Fernsehen, aus Vorträgen, durch den „Mundfunk" überzeugter Patienten. Vor allem lesen sie aber die rund 30 Bücher des schwäbischen Humanisten und Seelenarztes. Mit einer Gesamtauflage von über drei Millionen Exemplaren ist Max Otto Bruker der wohl bedeutendste medizinische Erfolgsautor im deutschsprachigen Raum. Der – in der Nachfolge des Schweizer Reformarztes Bircher-Benner scherzhaft „Deutschlands Vollwertpapst" genannte – Massenaufklärer, langjährige Klinikchef und Ernährungsspezialist lehrt zwei fundamentale Erkenntnisse Patienten wie Gesunden: Der Mensch wird krank, weil er sich falsch ernährt. Der Mensch wird krank, weil er falsch lebt.

Hinter den Erfolgstiteln des emu-Verlages steht ein bedeutender Forscher und Arzt, eine Bewegung, ein Haus und tausende Schülerinnen und Schüler. 1994 wurde das „Dr.-Max-Otto-Bruker-Haus", das Zentrum für Gesundheit und ganzheitliche Lebensweise, auf der Lahnhöhe in Lahnstein bei Koblenz bezogen. Es stellt die äußere Krönung des Brukerschen Lebenswerkes dar: Der lichte Bau mit seinem Grasdach, den Sonnenkollektoren und den Wasserrecyclinganlagen, seinen Seminarräumen, dem Foyer mit der Glaskuppel und dem liebevollen Biogarten ist als Treffpunkt für all jene konzipiert, denen körperliche und seelische Gesundheit, ökologische und spirituelle Harmonie Herzensbedürfnis und Sehnsucht sind.

Hinter dem eleganten Halbmondkorpus mit dem markanten Grasdach verbirgt sich eine Begegnungsstätte für Gesundheitsbewusste, Seminarteilnehmer, Trost-, Ruhe- und Anregungsbedürftige.

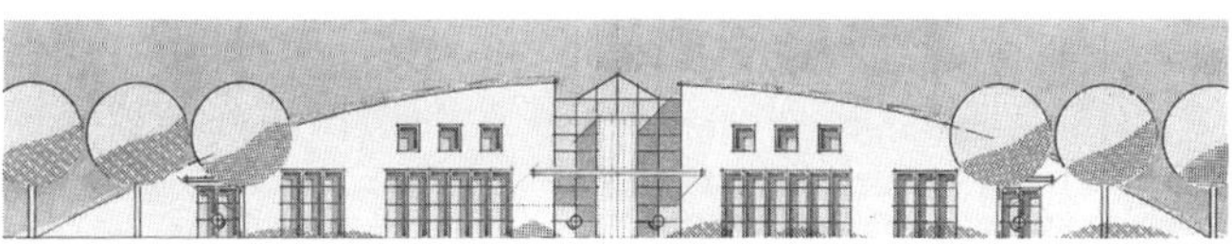

Das Dr.-Max-Otto-Bruker-Haus

Feste Termine:

Jeden Dienstag, 18.30 Uhr: Vortrag Dr. phil. Mathias Jung (Lebenshilfe und Philosophie)
Jeden Mittwoch, 10.30 Uhr: Fragestunde mit Dr. med. Birmanns (Ärztlicher Rat aus ganzheitlicher Sicht)

Ausbildung Gesundheitsberater/in GGB
Lebensberatung/Frauen-, Männer- und Paargruppen

Die vitalstoffreiche Vollwertkost hat ihre Verbreitung, auch im klinischen Bereich, durch die unermüdliche Information und praktische Durchführung von Dr. M. O. Bruker gefunden. Um die Erkenntnisse gesunder Lebensführung und die durch falsche Ernährung provozierte Krankheitslawine ins öffentliche Bewusstsein zu rücken, bildet die von ihm 1978 gegründete „Gesellschaft für Gesundheitsberatung GGB e.V." Gesundheitsberaterinnen und Gesundheitsberater GGB aus. Über 4000 Frauen und Männer haben bislang die berufsbegleitende Ausbildung bestanden und wirken in Volkshochschulen, Bioläden, Lehrküchen, Krankenhäusern, ärztlichen Praxen, Krankenversicherungen und ähnlichen Bereichen.

Auf der Lahnhöhe erhalten sie durch das GGB-Expertenteam nicht nur eine sorgfältige Grundlagenausbildung über die vitalstoffreiche Vollwerternährung und den Krankmacher der „entnatürlichten" (denaturierten) Zivilisationsernährung (raffinierter Fabrikzucker, Auszugsmehle, fabrikatorische Öle und Fette, tierisches Eiweiß usw.), sondern gewinnen auch Einblick in die leibseelischen Zusammenhänge der Krankheiten.

Anfragen zur Gesundheitsberater-Ausbildung wie zu den Selbsterfahrungsgruppen, Lebensberatung, Paartherapie und Psychotherapie bei Dr. Mathias Jung und weiteren Tages- und Wochenendseminaren sowie Einzelberatung sind zu richten an die Gesellschaft für Gesundheitsberatung GGB e.V., Dr.-Max-Otto-Bruker-Str. 3, 56112 Lahnstein (Tel.: 0 26 21/91 70 10, 91 70 17, 91 70 18, Fax: 0 26 21/91 70 33).
E-Mail: seminare@ggb-lahnstein.de
Internet: www.ggb-lahnstein.de

Fordern Sie ebenfalls ein kostenloses Probe-Exemplar der Zeitschrift „Der Gesundheitsberater" an.

Dr. med. M. O. Bruker und Co.-Autoren

Bruker: **Unsere Nahrung – unser Schicksal**
464 S., gebunden,
ISBN 978-3-89189-003-5

Bruker: **Lebensbedingte Krankheiten**
376 S., gebunden,
ISBN 978- 3-89189-006-6

Bruker: **Idealgewicht**
128 S., gebunden,
ISBN 978-3-89189-005-9

Bruker: **Stuhlverstopfung**
144 S., gebunden,
ISBN 978- 3-89189-004-2

Bruker: **Herzinfarkt**
184 S., gebunden,
ISBN 978-3-89189-007-3

Bruker: **Leber-, Galle-, Magen-, Darm- und Bauchspeicheldrüsenerkrankungen**
376 S., gebunden,
ISBN 978-3-89189-008-0

Bruker: **Erkältungen**
168 S., gebunden,
ISBN 978-3-89189-009-7

Bruker: **Rheuma – Ursache und Heilbehandlung**
184 S., gebunden,
ISBN 978-3-89189-010-3

Bruker/Gutjahr: **Biologischer Ratgeber für Mutter und Kind**
360 S., gebunden,
ISBN 978-3-89189-011-0

Bruker: **Diabetes – Ursachen und biologische Behandlung**
128 S., gebunden,
ISBN 978-3-89189-012-7

Bruker: **Allergien**
264 S., gebunden,
ISBN 978-3-89189-033-2

Bruker/Gutjahr: **Zucker, Zucker...**
336 S., gebunden,
ISBN 978-3-89189-034-9

Bruker: **Kopfschmerzen**
160 S., gebunden,
ISBN 978-3-89189-035-6

Bruker/Gutjahr: **Wer Diät ißt, wird krank**
217 S., gebunden,
ISBN 978-3-89189-037-0

Bruker/Gutjahr: **Cholesterin**
144 S., gebunden,
ISBN 978-3-89189-036-3

Bruker/Gutjahr: **Osteoporose**
144 S., gebunden,
ISBN 978-3-89189-038-7

Bruker/Gutjahr: **Reine Frauensache**
248 S., gebunden,
ISBN 978-3-89189-042-4

Bruker/Jung: **Der Murks mit der Milch**
240 S., gebunden,
ISBN 978-3-89189-045-5

Bruker/Gutjahr: **Fasten – aber richtig**
176 S., gebunden,
ISBN 978-3-89189-061-5

Bruker/Gutjahr: **Störungen der Schilddrüse**
176 S., gebunden,
ISBN 978-3-89189-062-2

Bruker/Gutjahr: **Candida albicans**
176 S., gebunden,
ISBN 978-3-89189-069-1

Bruker/Gutjahr: **Krampfadern**
120 S., gebunden,
ISBN 978-3-89189-074-5

Bruker: **Ärztlicher Rat aus ganzheitlicher Sicht**
2 Bände im Schuber, 886 Seiten,
ISBN 978-3-89189-002-8

Bruker/Gutjahr: **Naturheilkunde**
320 S., gebunden,
ISBN 978-3-89189-072-1

Bruker/Ziegelbecker: **Vorsicht Fluor**
432 S., Broschur,
ISBN 978-3-89189-013-4

Sandler/Bruker: **Vollwerternährung schützt vor Viruserkrankungen**
160 S., Broschur,
ISBN 978-3-89189-017-2

Bruker: **Kleinschriftensammelmappe**
33 St., 4 – 16 Seiten Umfang,
ISBN 978-3-89189-018-9

Bruker: **Aufmerksamkeiten**
149 S., gebunden,
ISBN 978-3-89189-014-1

Gutjahr: **Das große Dr. Max Otto Bruker Ernährungsbuch**
256 S., gebunden,
ISBN 978-3-89189-065-3

Gutjahr: **Vollwertkost zum Kennenlernen**
32 S., Drahtheftung,
ISBN 978-3-89189-075-2

Gutjahr: **Vollwertkost ohne tierisches Eiweiß**
64 S., Broschur,
ISBN 978-3-89189-019-6

Ilse Gutjahr: **Iss, mein Kind**
144 S., Broschur,
ISBN 978-3-89189-064-6

Ilse Gutjahr/Erika Richter: **Streicheleinheiten**
144 S., gebunden,
ISBN 978-3-89189-063-9

Ilse Gutjahr/Erika Richter:
Mehr Streicheleinheiten
144 S., gebunden,
ISBN 978-3-89189-170-4

Ilse Gutjahr/Erika Richter: **Brot backen**
Broschur mit Klappen,
ISBN 978-3-89189-113-1

Waltraud Becker: **Korngesund. Das Getreidehandbuch**
124 S., Broschur mit Klappen,
ISBN 978-3-89189-105-6

Ilse Gutjahr: **... einfach raffiniert! Neue Vollwertrezepte ohne tierisches Eiweiß – schnell, lecker & gesund!**
120 S., Broschur mit Klappen,
ISBN 978-3-89189-099-8

Ilse Gutjahr/Werner Sonntag:
Sport und Vollwerternährung Vollwertig Sport treiben
244 S., Broschur mit Klappen,
ISBN 978-3-89189-108-7

Waltraud Becker: **Lust ohne Reue**
192 S., gebunden,
ISBN 978-3-89189-068-4

Gertrud Gummerer/Wilma Taibon:
HochGenuss
183 S., gebunden,
ISBN 978-3-89189-171-1

Margarete Vogl:
Wilde Köstlichkeiten
188 S., Halbleinen mit Schutzumschlag,
ISBN 978-3-89189-186-5

Helma Danner:
Das große Bio-Kochbuch für Kinder
304 S., Broschur,
ISBN 978-3-89189-192-6

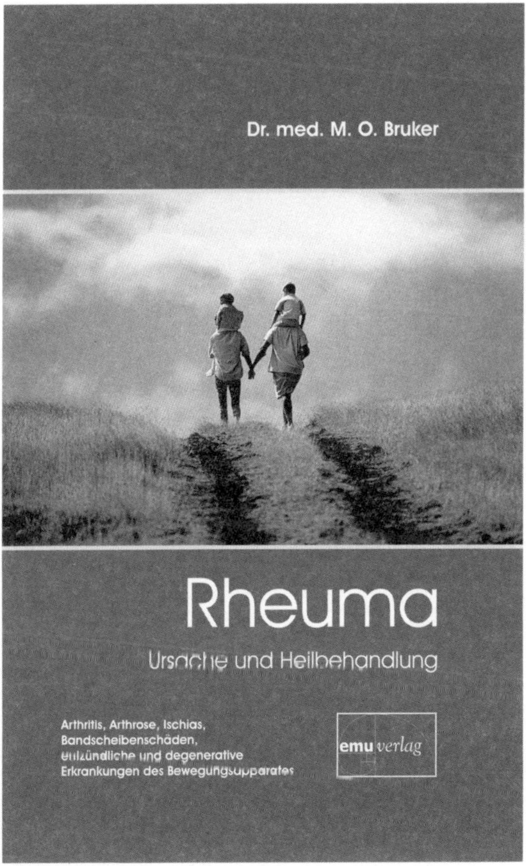

Dr. M. O. Bruker
Rheuma
ISBN 978-3-89189-010-3

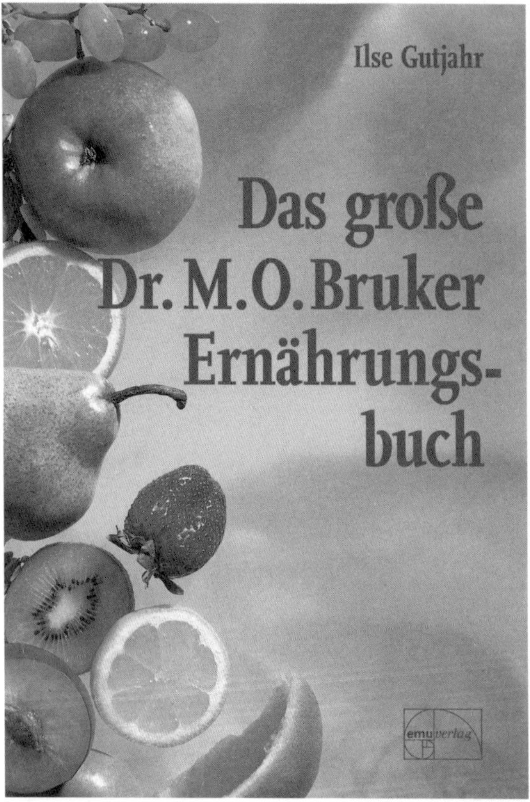

Ilse Gutjahr
Das große Dr. M. O. Bruker Ernährungsbuch
ISBN 978-3-89189-065-3

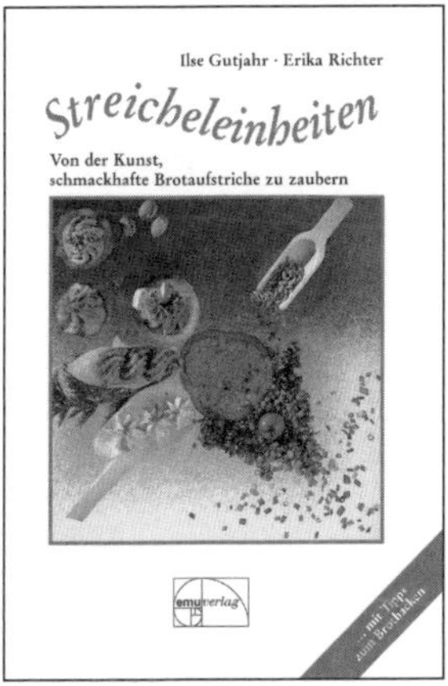

Ilse Gutjahr/Erika Richter
Streicheleinheiten
ISBN 978-89189-063-9

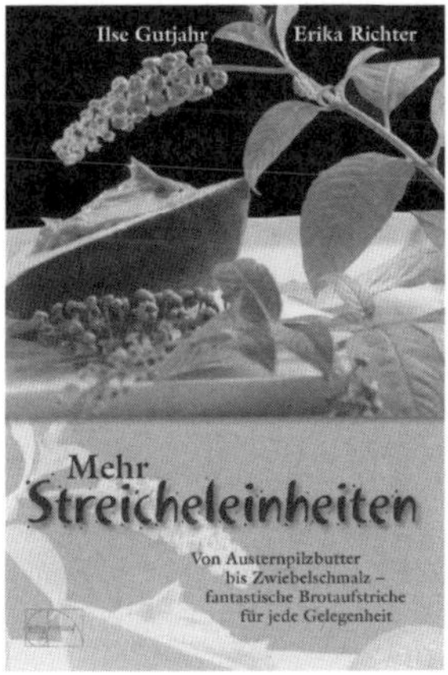

Ilse Gutjahr/Erika Richter
Mehr Streicheleinheiten
ISBN 978-89189-170-4

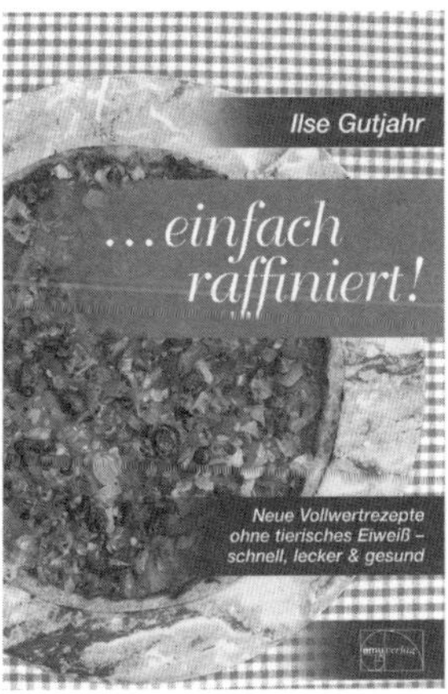

Ilse Gutjahr
... einfach raffiniert!
ISBN 978-3-89189-099-8

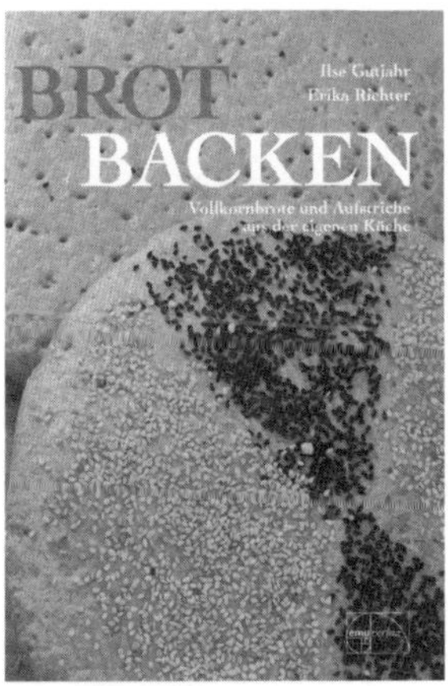

Ilse Gutjahr/Erika Richter
Brot backen
ISBN 978-3-89189-113-1

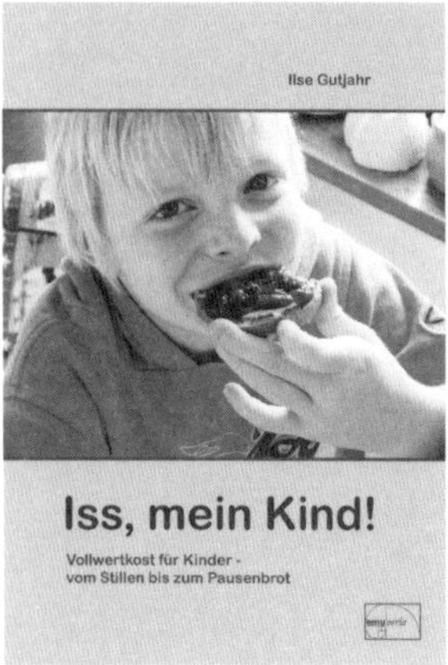

Ilse Gutjahr
Iss, mein Kind
ISBN 978-3-89189-064-6

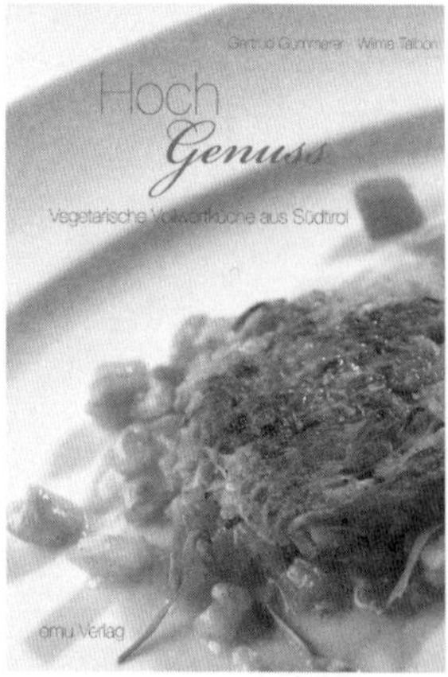

Gertrud Gummerer/Wilma Taibon
HochGenuss
ISBN 978-3-89189-171-1

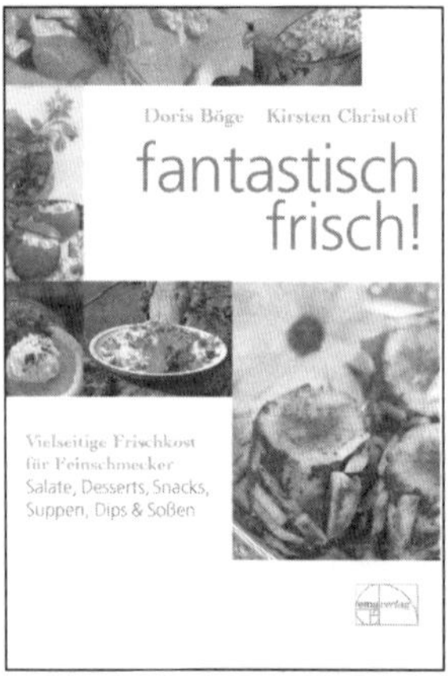

Doris Böge/Kirsten Christoff
fantastisch frisch!
ISBN 978-3-89189-134-6

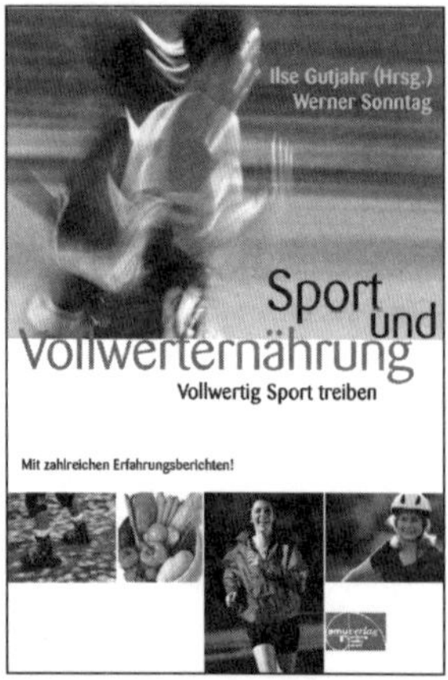

Ilse Gutjahr/Werner Sonntag
Sport und Vollwerternährung
Vollwertig Sport treiben
ISBN 978-3-89189-108-7

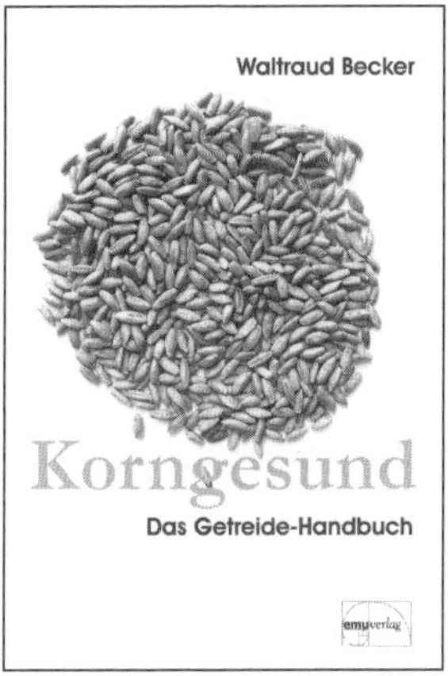

Waltraud Becker
Korngesund.
Das Getreidehandbuch
ISBN 978-3-89189-105-6

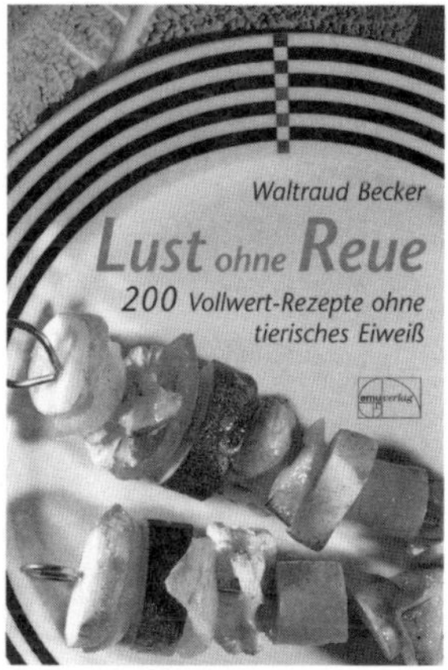

Waltraud Becker
Lust ohne Reue
ISBN 978-3-89189-068-4

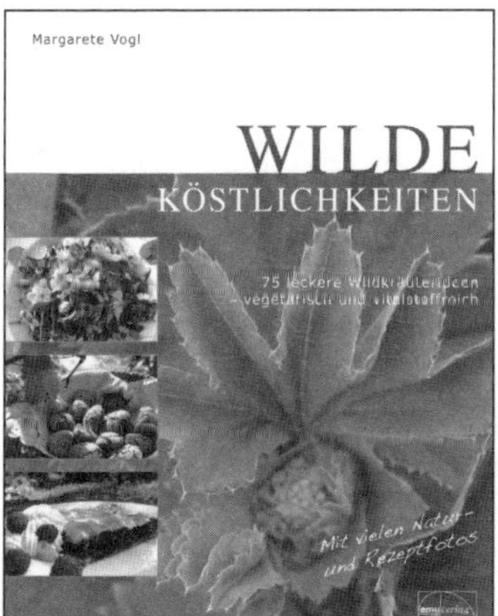

Margarete Vogl
Wilde Köstlichkeiten
ISBN 978-3-89189-186-5

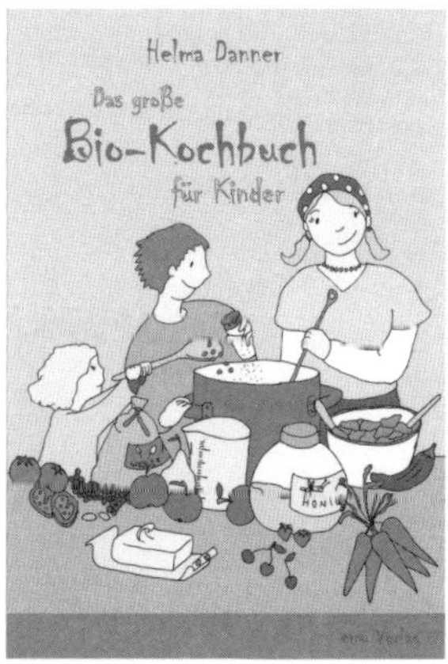

Helma Danner
Das große Bio-Kochbuch für Kinder
ISBN 978-3-89189-192-6

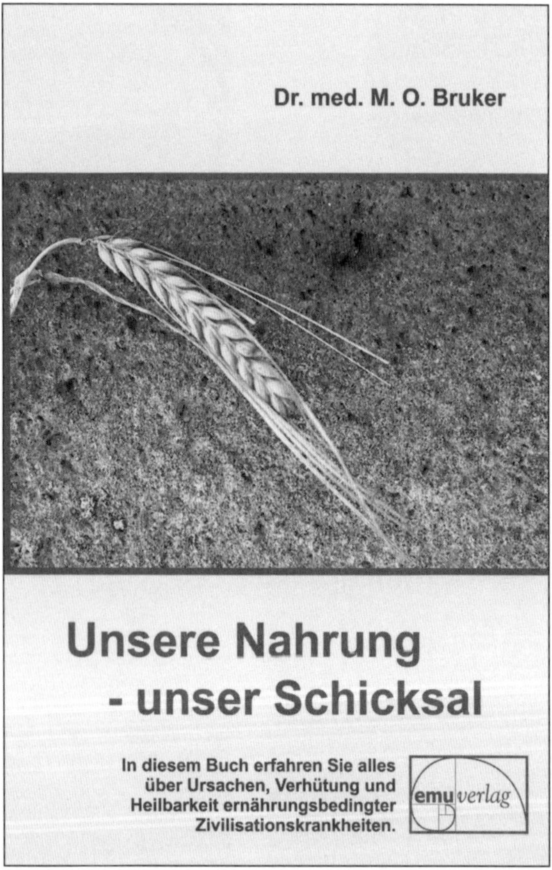

Dr. M. O. Bruker
Unsere Nahrung – unser Schicksal
ISBN 978-3-89189-003-5